Prof. Dr. med. Julia Seiderer-Nack

SO KRIEGT DIE LEBER IHR FETT WEG!

WEG!

10 SCHRITTE AUS DER FETTLEBERFALLE

WILHELM HEYNE VERLAG
MÜNCHEN

Inhalt

Vorwort – Frisch von der Leber weg   8

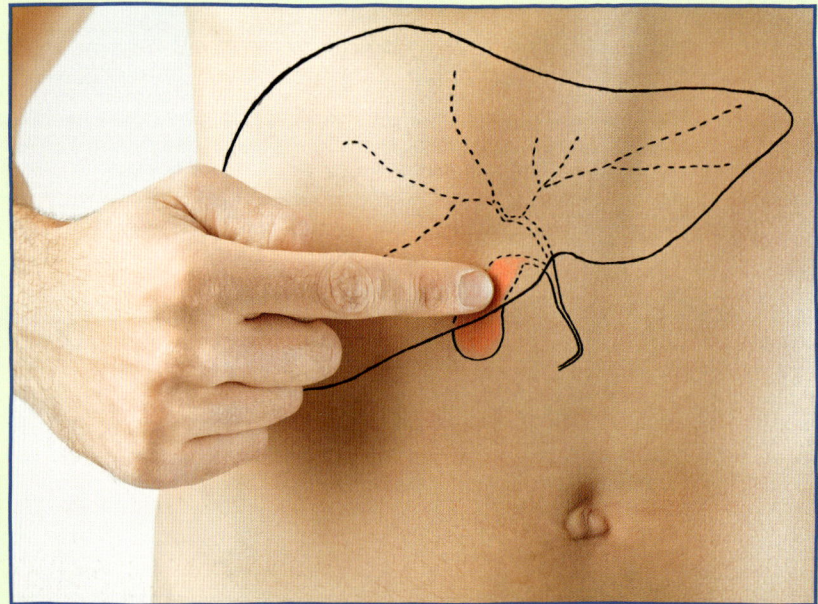

Die Leber
  – Multitasking im rechten Oberbauch   13

Ein gewichtiges Organ   15

Regenerationswunder Leber   18

Chemisches Zentrallabor des Körpers   19

Was der Leber schadet   26

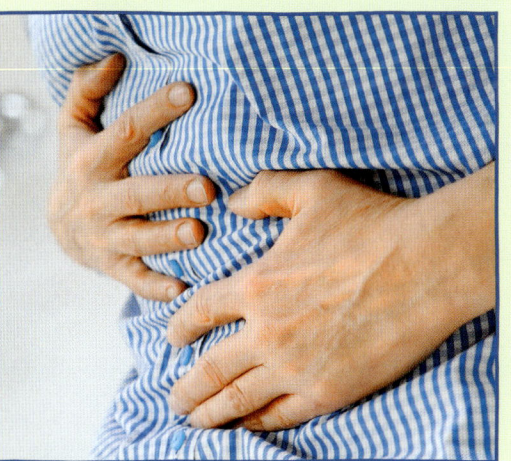

Fettleber
– Problemzone des 21. Jahrhunderts 29

Leber im Speckmantel 30

Ein fettes Problem – Ursachen und Folgen der Fettleber 32

Über den Leberrand hinaus – was die Fettleber mit Diabetes und Herzinfarkt zu tun hat 36

Wie kommt das Fett in die Leber? 38

K. o. durch K.o.hlenhydrate – oder was bedeutet Insulinresistenz? 43

Böses Bauchfett 47

Feindliche Fruktose 50

Die Leber schluckt und schluckt – Alkohol als Lebergift 54

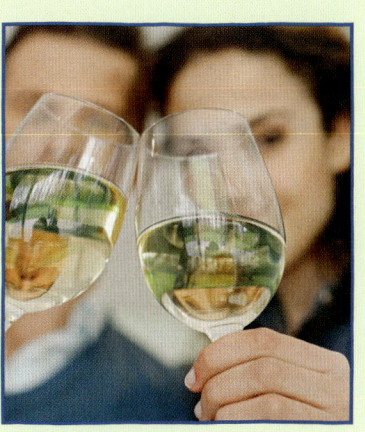

Die Leber leidet lange leise
– Lebererkrankungen rechtzeitig erkennen und handeln 57

Schmerzlos schlapp 58

Laborwerte richtig verstehen 60

Weitere Diagnostik bei Lebererkrankungen 62

Therapie der Fettleber 65

Fettlebercheck – wie gefährdet ist Ihr wichtigstes Stoffwechselorgan? 67

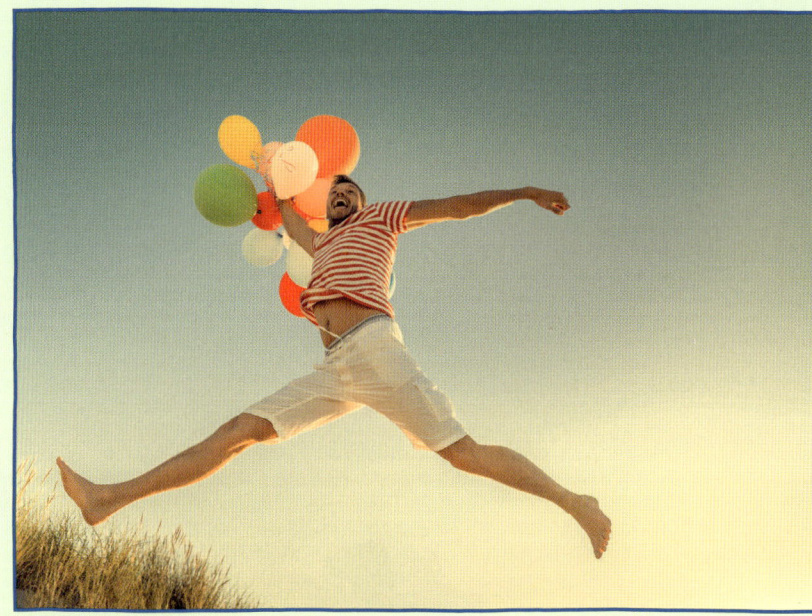

10 Schritte aus der Fettleberfalle 71

1. Lebergesunde Vitalkost – so kriegt die Leber ihr Fett weg   76

2. Finger weg von Fruktose   82

3. Fett für die Fettleber   84

4. Körperliche Aktivität – die Leber ins Schwitzen bringen   85

5. Trinken – viel, aber richtig   88

6. Kaffee als Leberschutz   90

7. Rauch-Stopp = Fibrose-Stopp   91

8. Regenerieren Sie Ihre Leber mithilfe der Natur   91

9. Reduzieren Sie weitere Risikofaktoren und schützen Sie Ihre Leber   92

10. Nehmen Sie Ihre Fettleber nicht auf die leichte Schulter   92

Die Leber revitalisieren
– Gutes aus der Natur   95

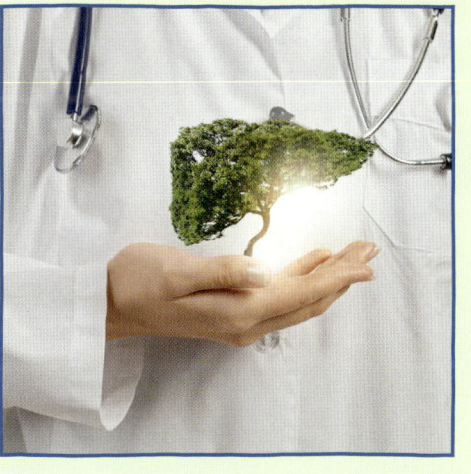

Mariendistel   96

Artischocke   97

Vitamin E   99

Capsaicin   100

Kurkuma   101

Der gute alte Leberwickel   102

Gesunder Darm – gesunde Leber   104

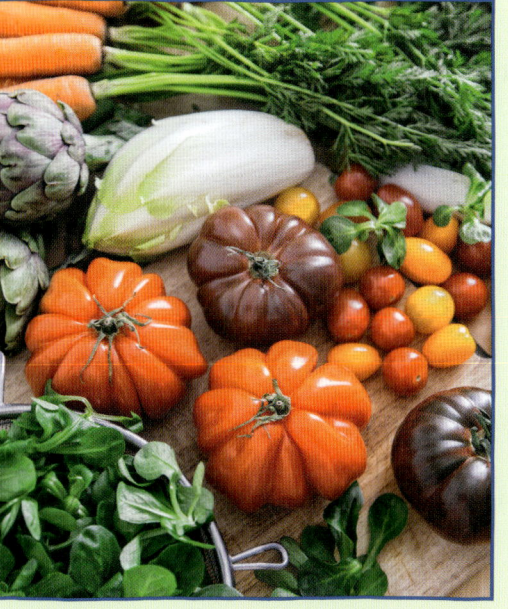

Lebergesunde Vitalkost
– kochen Sie sich aus der Fettleberfalle   107

Anhang

Hilfreiche Adressen   151

Glossar   152

Register   156

Impressum   158

Vorwort

Frisch von der Leber weg …

… ein paar Worte zum wichtigsten Stoffwechselorgan in unserem Bauch, das abgesehen von Kneipenwitzen und Trinksprüchen eher selten im Rampenlicht steht. Wenn uns nicht gerade eine Laus über die Leber gelaufen ist oder die Galle hochkommt, verschwenden wir wenig Gedanken an unsere Leber. Das war nicht immer so – in der Antike galt die Leber nicht nur als Sitz der Seele und Sammelpunkt der Lebenssäfte, sondern auch als Zentrum von Temperament und Leidenschaft. In den Orakeln der alten Babylonier war die Leberschau bei den Tieropfern die wichtigste Methode, um durch Betrachtung der Leber den Willen der Götter zu erkennen und die Zukunft vorauszusagen.

Würden wir heute so eine Leberschau bei uns veranstalten, könnte uns die Leber durchaus einiges über unsere gesundheitliche Zukunft voraussagen: Unser Risiko für Diabetes, Herzinfarkte oder Leberzirrhose lässt sich am Zustand unserer Leber erahnen. Auch die Ursachen für Müdigkeit und schnelle Erschöpfung können wir dort finden.

Ernährung und Lebensstil der westlichen Welt haben die Leber zum Schauplatz einer neuen Volkskrankheit gemacht, die unsere Gesundheit und Vitalität nachhaltig beeinflusst: die Fettleber. Während man bis vor wenigen Jahren beim Stichwort »Fettleber« sofort an Alkohol als Übeltäter dachte, sorgen heute vor allem Übergewicht, falsche Ernährung und die damit verbundenen Stoffwechselstörungen wie das metabolische Syndrom dafür, dass bereits jeder dritte bis vierte Erwachsene über 40 Jahren eine verfettete Leber unter dem rechten Rippenbogen trägt – Tendenz steigend.

Die Fettablagerungen in unserer Leber sind dabei kein harmloses Depot: Hier werden die Weichen für Entzündungs- und Stoffwechselprozesse gestellt, die Auswirkungen auf den gesamten Organismus und unsere Gesundheit haben. Die Folgen reichen bis hin zu Leberzirrhose und Leberkrebs, aber auch das Risiko für Diabetes und Herz-Kreislauf-Erkrankungen wird durch eine Fettleber deutlich erhöht.

Die gute Nachricht: Eine Fettleber ist zu Beginn der Erkrankung nicht in Stein, sondern nur in Fett gemeißelt – und durch eine nachhaltige Umstellung von Ernährung und Lebensstil kann sich die Leber wieder regenerieren.

Dieses Buch möchte Ihnen dabei helfen, die Funktionsweise unserer Leber besser zu verstehen und dadurch Ihr Risiko für eine Fettleber und deren Folgen zu reduzieren – lebergesunde Rezeptideen und praktische Hinweise helfen Ihnen, in zehn Schritten aus der Fettleberfalle zu gelangen und Ihr wichtigstes Stoffwechselorgan zu regenerieren und zu schützen. Beweisen Sie also »Leberstil« und seien Sie gut zu Ihrer Leber – sie wird es Ihnen mit Lebensenergie und Vitalität danken.

München, Dezember 2016
Prof. Dr. med. Julia Seiderer-Nack

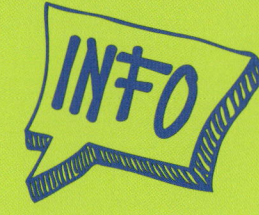

Dieses Buch zeigt Ihnen …

- wie das Fett in die Leber kommt und warum dies für unsere Gesundheit so gefährlich ist.

- wie hoch Ihr persönliches Risiko für eine Fettlebererkrankung ist.

- wie eine Fettlebererkrankung festgestellt werden kann.

- wie Sie Ihre Leber schützen und durch Umstellung von Ernährung und Lebensstil das Risiko für Leberzirrhose und Leberkrebs senken.

- wie Sie Ihr wichtigstes Stoffwechselorgan wieder ins Gleichgewicht bringen und so Diabetes und Herz-Kreislauf-Erkrankungen wirksam vorbeugen.

- wie Sie in zehn Schritten aus der Fettleberfalle kommen.

- wie Sie mit lebergesunder Vitalkost Ballast abwerfen und neue Energie gewinnen.

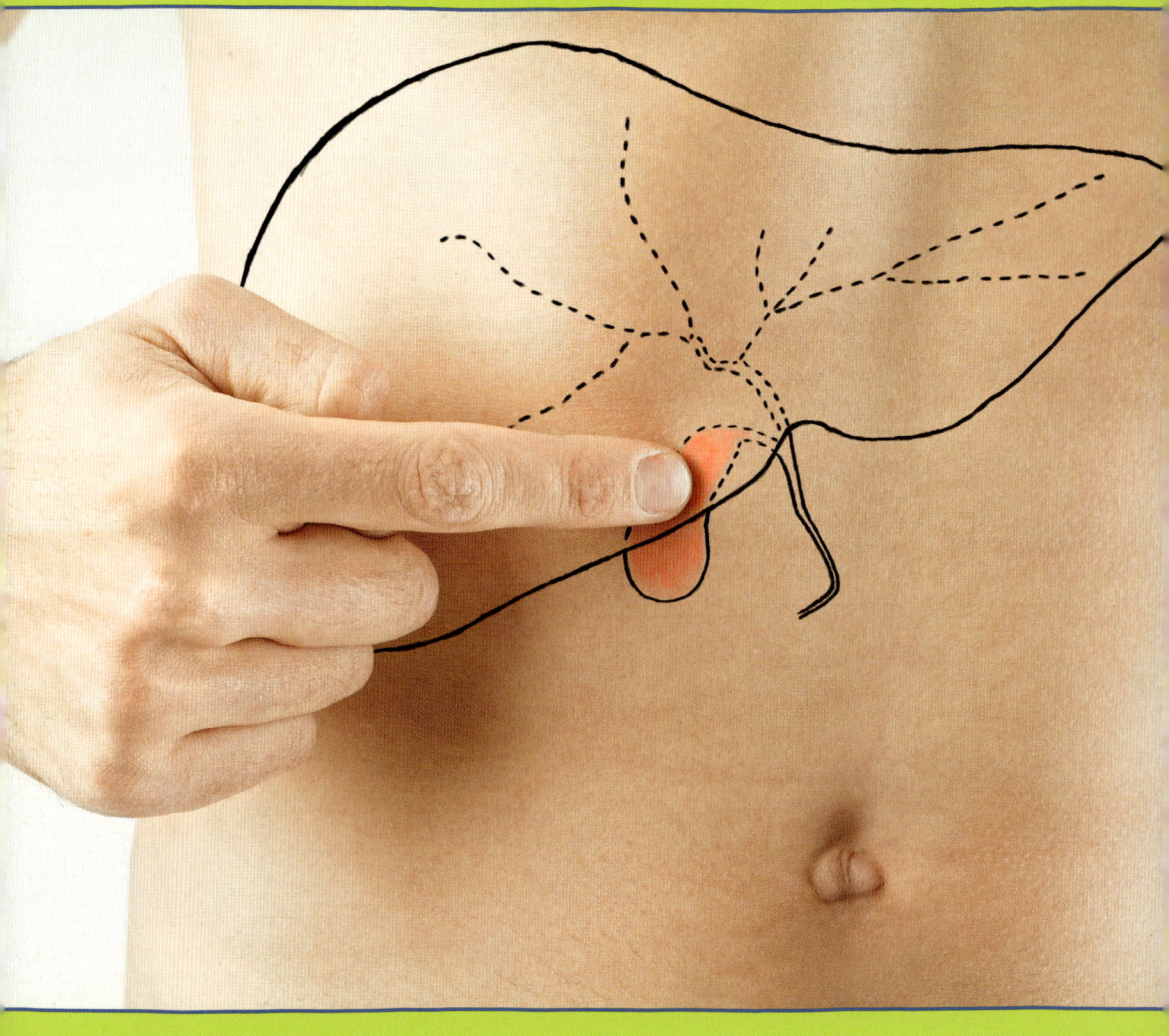

Die Leber – Multitasking im rechten Oberbauch

Energie und Vitalität haben ihren Ursprung in der Leber – in keinem anderen Organ unseres Körpers finden gleichzeitig so viele verschiedene Stoffwechsel- und Speicherprozesse statt. Unsere Leber reguliert rund um die Uhr die Energieversorgung und den Vitaminhaushalt des Körpers, filtert Schadstoffe aus dem Blut und sorgt für die Blutgerinnung und Immunabwehr.

Multitasking im rechten Oberbauch – so könnte man die zahlreichen Aufgaben der Leber treffend beschreiben. In keinem anderen Organ des menschlichen Körpers finden gleichzeitig so viele verschiedene und lebenswichtige Stoffwechsel- und Speicherprozesse statt. Täglich strömen über 2.000 Liter Blut durch unsere Leber, um auch zu Spitzenzeiten nach großen Mahlzeiten, Trinkgelagen oder starker körperlicher Anstrengung die vielfältigen Funktionen der Leber Tag und Nacht auf vollen Touren am Laufen zu halten.

Die Leber ist der leistungsstarke Motor unseres Energiehaushalts und stellt dem Körper durch die Aufnahme und Verarbeitung von Nährstoffen rund um die Uhr Kohlenhydrate, Fette und Eiweiße zur Verfügung. Zudem reguliert sie die Versorgung mit Vitaminen und Mineralstoffen sowie den Hormonhaushalt und steuert damit unsere Gesundheit und unser Wohlbefinden.

Gleichzeitig bekommt die Leber mit dem Blutstrom auch alles ab, was im Körper an Schadstoffen zirkuliert – zum Beispiel Alkohol, Medikamente oder Abbauprodukte des körpereigenen Zellstoffwechsels. Die Leber ist dabei Kläranlage und Entgiftungszentrale des Körpers, die diese schädlichen Substanzen aus dem Blut herausfiltert. Als größte Drüse des Körpers produziert sie täglich etwa einen Liter Gallensaft, der in der Gallenblase gespeichert und bei Bedarf zur Fettverdauung in den Darm geleitet wird.

Außerdem spielt die Leber durch die Produktion von Eiweißen eine wichtige Rolle für unsere Abwehrkräfte und die Blutgerinnung. Ohne Leber läuft also nichts – Grund genug, sich Zeit für eines der gewichtigsten Organe in unserem Körper zu nehmen.

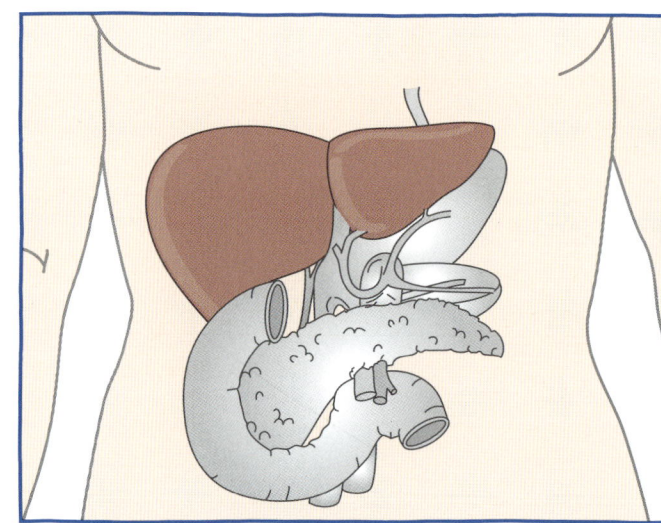

Die Leber liegt im rechten Oberbauch unter dem Zwerchfell.

Ein gewichtiges Organ

Mit durchschnittlich 1,5 Kilogramm ist die Leber ein gewichtiges Organ, das unter den Rippen im rechten Oberbauch in guter Nachbarschaft zu Magen, Darm, Bauchspeicheldrüse und Gallenblase liegt. Eine gesunde Leber hat eine rotbraune Farbe und fühlt sich weich-elastisch an – so etwa wie unser Daumenballen. Die gesunde rotbraune Farbe kommt von der starken Durchblutung der Leber, die von großen Blutgefäßen mit sauerstoffreichem Blut und Nährstoffen aus dem Darm versorgt wird.

Die Leber wird durch ein Band aus Bindegewebe in einen linken und einen größeren rechten Leberlappen unterteilt. Beide Leberlappen sind von einer äußeren Hülle – der Leberkapsel – umgeben und dadurch von anderen Organen abgegrenzt. Die Leberkapsel ist von Nervenfasern durchzogen, die bei einer starken Schwellung der Leber (zum Beispiel bei einer akuten Entzündung) gedehnt werden und so zu einem unangenehmen Druckschmerz im rechten Oberbauch führen können.

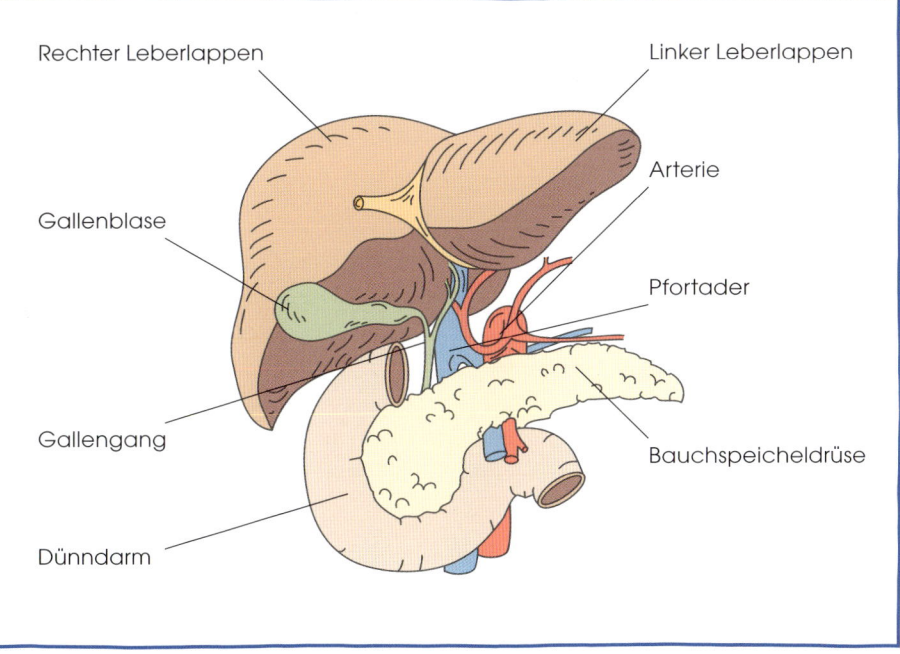

An der Unterseite der Leber befindet sich die Leberpforte, in der große Versorgungsgefäße sauerstoff- und nährstoffreiches Blut zur Leber bringen.

Im Lebergewebe selbst befinden sich jedoch keine Nervenfasern, sodass die Leber an sich nicht wehtun kann. Deshalb leidet die Leber auch unter hoher Belastung lange stumm vor sich hin, ohne unserem Körper durch Schmerzsignale Warnzeichen geben zu können.

An der Unterseite der Leber befindet sich die Leberpforte – die Logistikzentrale der Leber, in der alle wichtigen Versorgungsgefäße zusammenlaufen. In die Leber hinein führen die große Leberarterie mit sauerstoffreichem Blut und die Pfortader. Die Pfortader transportiert alle über den Darm in die Blutbahn aufgenommenen Stoffe – also alle Nährstoffe, Stoffwechselprodukte, Giftstoffe und Medikamente – in die Leber. Fast alles, was wir durch die Nahrung über den Darm in die Blutbahn aufnehmen, landet daher zunächst einmal in der Leber. Aus der Leber heraus führt der Gallengang, der die in der Leber gebildete Gallenflüssigkeit in Richtung Darm transportiert (siehe Abbildung Seite 15).

Die Gallenblase befindet sich an der Unterseite des rechten Leberlappens und hat die Form eines birnenförmigen kleinen Säckchens. Ihre Aufgabe ist es, zwischen den Mahlzeiten die von der Leber gebildete Gallenflüssigkeit zu sammeln und bei Bedarf über den Hauptgallengang in den Darm abzugeben. Die bittere Gallenflüssigkeit besteht zum größten Teil aus Wasser, enthält aber als wichtigsten Bestandteil die sogenannten Gallensäuren, die für die Fettverdauung im Darm dringend benötigt werden.

Kommt also nach einem Kaffeeklatsch eine Sahnetorte im oberen Dünndarm an, zieht sich die Muskulatur der Gallenblase zusammen und drückt damit den Gallensaft über den Gallengang in Richtung Dünndarm. Dort zerlegen die Gallensäuren die fette Sahnetorte in kleine Fetttröpfchen, die dann in weiteren Verdauungsvorgängen abgebaut werden können. In eine durchschnittliche Gallenblase passen etwa 50 Milliliter Gallenflüssigkeit, das entspricht ungefähr dem Inhalt von zwei Schnapsgläsern. Die Leber ist in Sachen Gallensäuren übrigens eine sparsame Hausfrau: Der Großteil der in den Darm geleiteten Gallensäuren wird wieder resorbiert und zur Leber zurücktransportiert, sodass dort nur ein kleiner Teil neu produziert werden muss.

In der Gallenblase können sich manchmal auch Steine bilden, die Entzündungen verursachen, in den Gallengang rutschen und den Abfluss des Gallensaftes zum Darm hin blockieren können. Dies kann zu starken, kolikartigen Schmerzen im rechten Oberbauch führen.

Das Lebergewebe selbst besteht aus kleinen Leberläppchen, in denen sich Millionen einzelner Leberzellen – die Hepatozyten – befinden. Diese Leberzellen sind von feinsten kleinen Blutgefäßen umgeben. So gelangen quasi im Vorbeifließen die Nähr- und Schadstoffe aus dem Blut in die Leberzellen und können dort gespeichert, abgebaut oder entgiftet werden. Die abgebauten Schadstoffe werden von den Leberzellen mit der gebildeten Galle in die umgebenden kleinen Gallengänge abgegeben, die dann in den Gallenhauptgang münden und aus der Leber nach draußen führen. Die Leber hat dabei große Reserven – man schätzt, dass die Leber für den Normalbetrieb des menschlichen Körpers nur etwa 20 Prozent der Leberzellen benötigt. Die übrigen 80 Prozent der Leberzellen bilden die Kapazitätsreserve für Spitzenbelastungen bei ausgiebigen Kneipentouren oder den Besuch im Fast-Food-Restaurant.

> **Das griechische Wort für Leber ist** *hepar* **– daher beginnen in der medizinischen Fachsprache viele Lebererkrankungen mit dem griechischen Wort; zum Beispiel bedeutet Hepatitis Leberentzündung.**

Neben den Hepatozyten, die den Großteil des Lebergewebes ausmachen, befinden sich in der Leber noch einige andere Zellarten (sogenannte Kupffer-Zellen und Ito-Zellen), die Spezialaufgaben in der Immunabwehr oder bei der Speicherung von Vitaminen und Fetten wahrnehmen.

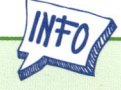

LEBERVERSAGEN UND LEBERTRANSPLANTATION

Im Jahr 2015 wurden in Deutschland 891 Lebertransplantationen durchgeführt. Der häufigste Grund für eine Transplantation war dabei eine Leberzirrhose und der damit verbundene Funktionsausfall der Leber. Durch den Ausfall der Leberfunktion kommt es zu schweren Störungen der Blutgerinnung und Blutungen; Giftstoffe im Körper werden nicht mehr abgebaut und führen zu einer Funktionsstörung des Gehirns und zum Leberkoma. Die Lebertransplantation ist der letzte Ausweg, wenn die Leber in ihrer Funktion versagt: Im Gegensatz zur Niere gibt es für die Leber keine Dialyse und im Gegensatz zur Lunge kann die Leber nicht beatmet werden. Wenn die Leber also nicht mehr funktioniert (Leberversagen), bedeutet das sehr schnell den Tod des Patienten, wenn kein passendes Ersatzorgan gefunden wird.

Regenerationswunder Leber

Im Vergleich zu anderen Organen des Körpers besitzt die Leber eine Eigenschaft, die einzigartig ist und sie zu einem der widerstandsfähigsten Organe des Menschen macht: Unsere Leber ist in der Lage, sich selbst zu reparieren und nachzuwachsen. Entstehen durch Infektionen oder Giftstoffe Schäden im Organ, kann die Leber durch die vermehrte Teilung von gesunden Leberzellen neues Lebergewebe bilden und wieder zu alter Größe heranwachsen. Die Wachstumskraft der Leber war schon in der Antike bekannt und sorgte bei dem griechischen Helden Prometheus für ein jahrelanges Martyrium (siehe Infokasten rechts).

In der modernen Medizin kann das Wachstumspotenzial der Leber für Patienten heutzutage jedoch sehr hilfreich sein. Voraussetzung für die Regeneration ist allerdings, dass nicht mehr als die Hälfte des Organs beschädigt und der verbleibende Leberteil gesund ist. Wird zum Beispiel bei einer Krebsmetastase durch eine Operation ein Teil der Leber entfernt, so wächst die Leber nach und hat nach wenigen Wochen wieder ihre Ausgangsgröße erreicht.

Diese einzigartige Fähigkeit der Leber macht man sich auch bei der Lebertransplantation zunutze: Aufgrund der hohen Regenerationsfähigkeit der Leber kann man einem gesunden Spender zum Beispiel den linken Leberlappen entnehmen und einem leberkranken Patienten transplantieren. Nach der Spende wächst das verpflanzte Leberstück im Empfänger auf Normalgröße an und auch beim Spender erreicht der verbliebene alte Leberteil wieder die ursprüngliche Größe mit voller Funktionsfähigkeit. Diese sogenannte Leber-Lebendspende wird vor allem bei Kindern mit schweren Lebererkrankungen angewandt.

Wird die Ursache einer Leberschädigung also frühzeitig erkannt und beseitigt, kann die Leber durch ihre eigene Regenerationskraft wieder volle Funktionsfähigkeit erlangen. Diese einmalige Fähigkeit bietet insbesondere Patienten mit Fettlebererkrankungen die Chance, durch die Umstellung ihrer Ernährung und Lebensgewohnheiten ihrem wichtigsten Stoffwechselorgan wieder zu neuer Frische und Vitalität zu verhelfen. Schwere Leberschäden dagegen sind meist nicht mehr reversibel. Ist beispielsweise der Umbau des normalen Lebergewebes zu einer narbigen Leberzirrhose zu weit fortgeschritten, kann sich die Leber nicht mehr regenerieren (siehe Grafik Seite 34). Also noch ein Argument mehr, unsere Leber frühzeitig zu schonen und zu regenerieren.

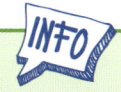

DIE PROMETHEUS-SAGE

Die beeindruckende Regenerationsfähigkeit der Leber durfte in der Sagenwelt der alten Griechen auch Prometheus kennenlernen und verfluchen:
Prometheus zieht durch die Übergabe des Feuers an die Menschen den Zorn der Götter auf sich und wird von Zeus zur Strafe mit einer Kette an einen Felsen gefesselt. Der Sage nach kommt nun täglich ein Adler zu dem gefesselten Prometheus und frisst stückchenweise von seiner Leber, die sich bis zum nächsten Tag jedoch leider immer wieder erneuert ... und so die Qualen viele Jahrhunderte andauern lässt.

Die Sage geht auch ohne Lebertransplantation gut aus: Prometheus wird schließlich von Herakles erlöst.

Chemisches Zentrallabor des Körpers

Menschliches Leben ist ohne Stoffwechsel nicht denkbar – die Aufnahme und Verarbeitung von Kohlenhydraten, Eiweiß und Fetten zur Bereitstellung von Energie für die Zellen unseres Körpers ist Grundvoraussetzung für unser tägliches Dasein. Unsere Leber ist dabei das chemische Zentrallabor des Körpers, ohne welches Stoffwechsel und Leben nicht möglich wäre.

Unser Stoffwechsel steht dabei niemals still – die Leber reguliert dafür rund um die Uhr in den Leberzellen über 1.000 biochemische Reaktionen, die für den Zucker- und Fettstoffwechsel, die Eiweiß- und Hormonproduktion oder auch die Blutgerinnung und Immunabwehr in unserem Körper lebensnotwendig sind. Gleichzeitig schützt die Leber unseren Körper vor Schäden durch Giftstoffe, indem sie 24 Stunden pro Tag Kläranlage spielt und das Blut filtert und entgiftet.

Fällt die Leber als Stoffwechsel-Managerin und Entgiftungszentrale aus, so führt dies in kürzester Zeit zu lebensbedrohlichen Komplikationen. Stoffwechsel- und Hormonhaushalt geraten aus dem Gleichgewicht, Blutgerinnung und Abwehrsystem funktionieren nicht mehr richtig und giftige Abbauprodukte schädigen unseren Organismus.

Vorratskammer und Stoffwechsel-Managerin

Die Leber managt unseren Stoffwechsel und Energiehaushalt und ist einer der größten Vorratsspeicher im menschlichen Körper. Die Leberzellen sind in der Lage, lebenswichtige Nährstoffe einzulagern und sie sofort wieder an die Blutbahn abzugeben, wenn irgendwo im Körper dringender Bedarf gemeldet wird.

Die Speicherfunktion der Leber ist vor allem für die Aufrechterhaltung des Blutzuckerspiegels von Bedeutung: Etwa ein Drittel des gesamten Zuckervorrats des Körpers ist in der Leber gespeichert. Nach einer zünftigen Brotzeit werden aus dem Verdauungstrakt viele Zuckermoleküle (Glukose = Traubenzucker) aufgenommen, die über die Pfortader in die Leber gelangen. Da durch die Brotzeit gerade Überschuss an Glukose herrscht, wird die Glukose in der Leber in eine Speicherform (Glykogen) umgewandelt und eingelagert (Glykogenspeicher). Sinkt nun der Blutzuckerspiegel im Körper, kann die Leber diesen Zuckerspeicher durch Umwandlung von Glykogen in Glukose sofort wieder freigeben und so für die ausreichende Versorgung von Gehirn, Muskeln und Nervenzellen sorgen. Die Leber dient somit als Energiedepot für Notzeiten und Phasen der Maximalkapazität. Der Zuckerhaushalt wird dabei durch die Hormone Insulin und Glukagon reguliert. Insulin bewirkt in der Leber die Umwandlung von Zucker in die Speicherform Glykogen, Glukagon wiederum wirkt als Gegenspieler und stimuliert die Freisetzung des Zuckerspeichers und die Umwandlung zu Glukose, die dann an die Blutbahn abgegeben wird. Auch die fettlöslichen Vitamine A (wichtig für die Sehkraft), D (für die Knochen), E (für Haut und Gehirn) und K (nötig für die Blutgerinnung) werden ebenso wie Eisen, Folsäure und Vitamin B_{12} (entscheidend für die Blutbildung im Knochenmark) in der Leber gespeichert. Zudem spielt die Leber eine wichtige Rolle im Fettstoffwechsel und gewinnt Energie aus der Oxidation von Fettsäuren. Zudem ist sie der größte Produzent des körpereigenen Cholesterins, das als Grundgerüst für die Produktion von Hormonen und Gallensäuren sowie als wichtiger Baustein der Zellwände gebraucht wird.

Eiweißfabrik

Die Leber ist die größte Produktionsstätte für Eiweißverbindungen, die sogenannten Proteine, die aus Aminosäuren zusammengesetzt werden. Proteine erfüllen im Körper vielfältige und lebenswichtige Funktionen. So bildet die Leber beispielsweise unsere Gerinnungsfaktoren, die dafür sorgen, dass wir nach einem Schnitt in den Finger nicht verbluten, sondern unsere Blutgerinnung aktiviert und die Verletzung abgedichtet wird. Bei einem Ausfall der Leberfunktion ist daher oftmals die Blutgerinnung gestört und es kann zu schwerwiegenden Blutungen kommen. Ein wichtiges in der Leber gebildetes Protein ist auch das Albumin. Dieses in der Leber gebildete Eiweiß sorgt durch die Bindung von Wasser und die Aufrechterhaltung des Gewebedrucks dafür, dass die Blutflüssigkeit in der Blutbahn bleibt und nicht in das Gewebe übertritt. Fehlt bei einem Ausfall der Leberfunktion das Albumin, kommt es zu Wasseransammlungen im Gewebe (zum Beispiel in den Beinen) und im Bauchraum. Kommt es zu einer solchen Wasseransammlung im Bauch, spricht man in der Fachsprache auch von Aszites (Bauchwassersucht).

Auch unser körpereigenes Abwehrsystem benötigt Proteine, um unerwünschte Eindringlinge abzuwehren und Entzündungsreaktionen einzudämmen. Werden in der Leber nicht genug Eiweiße für das Immunsystem produziert, kann es zu einer Abwehrschwäche und erhöhten Anfälligkeit für Infekte kommen.

Verdauungsmotor

Die Leber produziert täglich einen Liter zähe Gallenflüssigkeit, die über den Hauptgallengang an den Darm abgegeben und dort zur Fettverdauung benötigt wird. Die in der Gallenflüssigkeit enthaltenen Gallensäuren wirken dabei ähnlich wie ein Spülmittel und lösen im Darm die Fette aus dem Nahrungsbrei heraus. Diese werden dann in Form kleiner Fetttröpfchen von fettspaltenden Enzymen (Lipasen) weiter zerlegt, damit sie über die Darmwand aufgenommen und im Blut transportiert werden können. Ohne die Gallenflüssigkeit und die darin enthaltenen Gallensäuren wären Sahnetorte und Butter für unseren Körper also unverdaulich. Ebenso benötigen wir die Galle für die Aufnahme der wichtigen fettlöslichen Vitamine A, D, E und K und für das Cholesteringleichgewicht im Körper.

Hormongleichgewicht

Die Leber ist durch Produktion und Abbau von Hormonen auch an der Regulation unseres Hormonhaushalts beteiligt und damit für Vitalität und seelisches Befinden verantwortlich. Ist der Hormonabbau durch eine Überbelastung der Leber eingeschränkt, kann dies zu einem Hormonungleichgewicht und in der Folge zu vermehrter Müdigkeit und Energiemangel führen und auch die Ursache von Potenzproblemen und reduzierter Libido sein. Frauen klagen zudem über Zyklusstörungen und Stimmungsschwankungen, bei Männern kann es zu einem Verlust der Bauchbehaarung (der sogenannten Bauchglatze), zur Verkleinerung der Hoden oder zur Bildung von Brustgewebe kommen.

Entgiftungszentrale

Die Leber ist die Entgiftungszentrale des Körpers. Über die Blutbahn landen Giftstoffe wie Alkohol, Medikamente, chemische Substanzen oder auch körpereigene Abfälle zunächst einmal in der Leber, um dort aus der Blutbahn gefiltert und weiterverarbeitet und abgebaut zu werden. Die Leber zerlegt diese Giftstoffe in transportfähige Abbauprodukte, die dann über Darm und Niere den Körper wieder verlassen können: Wasserlösliche Giftstoffe werden über die Blutbahn zu den Nieren transportiert und von dort aus mit dem Urin ausgeschieden. Wasserunlösliche Stoffe werden zusammen mit der Gallenflüssigkeit in den Darm abgegeben und verlassen mit dem Stuhlgang unseren Körper. Auch bei körpereigenen Stoffwechselprozessen entstehen giftige Abfallprodukte, die der Körper schnellstmöglich wieder loswerden möchte. Ammoniak beispielsweise entsteht im Stoffwechsel beim Abbau von Aminosäuren und kann zu Störungen der Gehirn- und Nervenzellen führen. In den Leberzellen wird Ammoniak zu ungiftigem Harnstoff umgewandelt, der dann über die Nieren mit dem Urin ausgeschieden werden kann.

Bilirubin ist ein Abbauprodukt, das beim Zerfall von gealterten roten Blutkörperchen (genauer gesagt des darin enthaltenen Blutfarbstoffes Hämoglobin) entsteht. Bilirubin ist schlecht in Wasser, aber gut in Fett löslich und wird daher nach der Verarbeitung mit der Gallenflüssigkeit über den Darm ausgeschieden.

Alkohol ist ein Zellgift, das die Leber in höchstem Maße fordert und durch verschiedene Enzyme wie die Alkohol-Dehydrogenase zu Essigsäure abgebaut wird (siehe Seite 54). In diesem Abbauprozess entstehen aggressive Sauerstoffradikale, die zu Entzündungen des Lebergewebes und Vernarbungen führen können.

Medikamente, die wir als Tabletten oder Flüssigkeit durch den Mund einnehmen, gelangen meist über die Schleimhaut von Magen und Darm in die Blutbahn und damit direkt in die Leber. Dort sorgen verschiedene Enzymsysteme für den Abbau. Eines der wichtigsten Enzyme zum Abbau von Medikamenten ist beispielsweise das Cytochrom P450. Die Aktivität dieses Enzyms ist von Mensch zu Mensch verschieden. Daher können schädliche Medikamentenrückstände individuell schneller oder langsamer abgebaut werden.

DIE AUFGABEN DER LEBER IM ÜBERBLICK

Vorratskammer und Stoffwechsel-Managerin	Die Leber reguliert je nach Energieverbrauch den Zucker-, Eiweiß- und Fettstoffwechsel unseres Körpers und legt Zuckervorräte in Form von Glykogen an. Zudem speichert die Leber auch die fettlöslichen Vitamine A, D, E und K, Vitamin B_{12} sowie Eisen und Mineralstoffe.
Eiweißfabrik	Die Leber produziert lebenswichtige Eiweißstoffe für die Bildung von Blutgerinnungsfaktoren, Albumin, Hormonen und Antikörpern des Immunsystems.
Verdauungsmotor	Die Leber produziert Gallensäuren für die Fettverdauung im Darm.
Hormongleichgewicht	Die Leber sorgt durch Aufbau und Abbau von Hormonen für unser Hormongleichgewicht und seelisches Wohlbefinden.
Entgiftungszentrale	Die Leber ist das größte Entgiftungsorgan des Körpers und für den Abbau von Giftstoffen, Alkohol, Medikamenten, Bilirubin und Ammoniak zuständig.

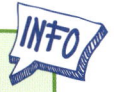

BEI CHRONISCHEN LEBERERKRANKUNGEN ARBEITET DIE KLÄRANLAGE LEBER NUR EINGESCHRÄNKT UND FÜHRT DAMIT ZU PROBLEMEN

Ist die Leberfunktion eingeschränkt, kann das giftige Ammoniak nicht mehr ausreichend abgebaut werden. Die Folgen sind zunehmende Müdigkeit und eingeschränkte geistige Leistungsfähigkeit bis hin zum Leberkoma (hepatische Enzephalopathie).

Auch der gelbe Blutfarbstoff Bilirubin kann nicht mehr ausreichend abgebaut und ausgeschieden werden und lagert sich zunehmend in Haut und Schleimhäuten ein. Der Patient zeigt nun eine gelbliche Hautfarbe und auch das sichtbare Weiß der Augen färbt sich gelb. In der Fachsprache wird dies als Gelbsucht (Ikterus) bezeichnet, die äußerlich sichtbares Zeichen einer schweren Leberschädigung oder einer Störung des Galleabflusses ist.

Medikamente, die normalerweise über die Leber abgebaut und entsorgt werden (zum Beispiel bestimmte Antibiotika, Antidepressiva, Benzodiazepine), verbleiben bei einer eingeschränkten Leberfunktion länger in der Blutbahn – dies kann zu verlängerter Wirkung und unerwünschten Nebenwirkungen führen.

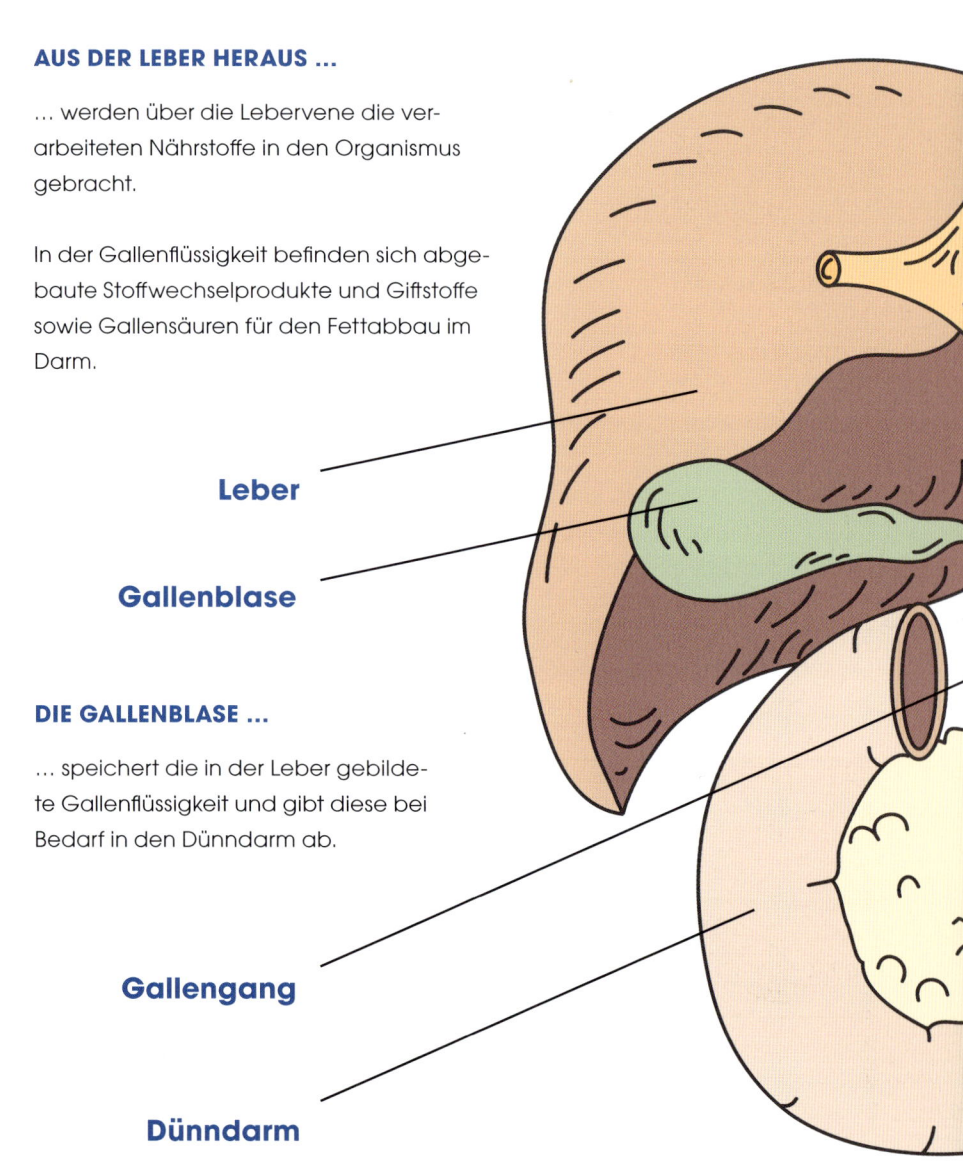

AUS DER LEBER HERAUS ...

... werden über die Lebervene die verarbeiteten Nährstoffe in den Organismus gebracht.

In der Gallenflüssigkeit befinden sich abgebaute Stoffwechselprodukte und Giftstoffe sowie Gallensäuren für den Fettabbau im Darm.

Leber

Gallenblase

DIE GALLENBLASE ...

... speichert die in der Leber gebildete Gallenflüssigkeit und gibt diese bei Bedarf in den Dünndarm ab.

Gallengang

Dünndarm

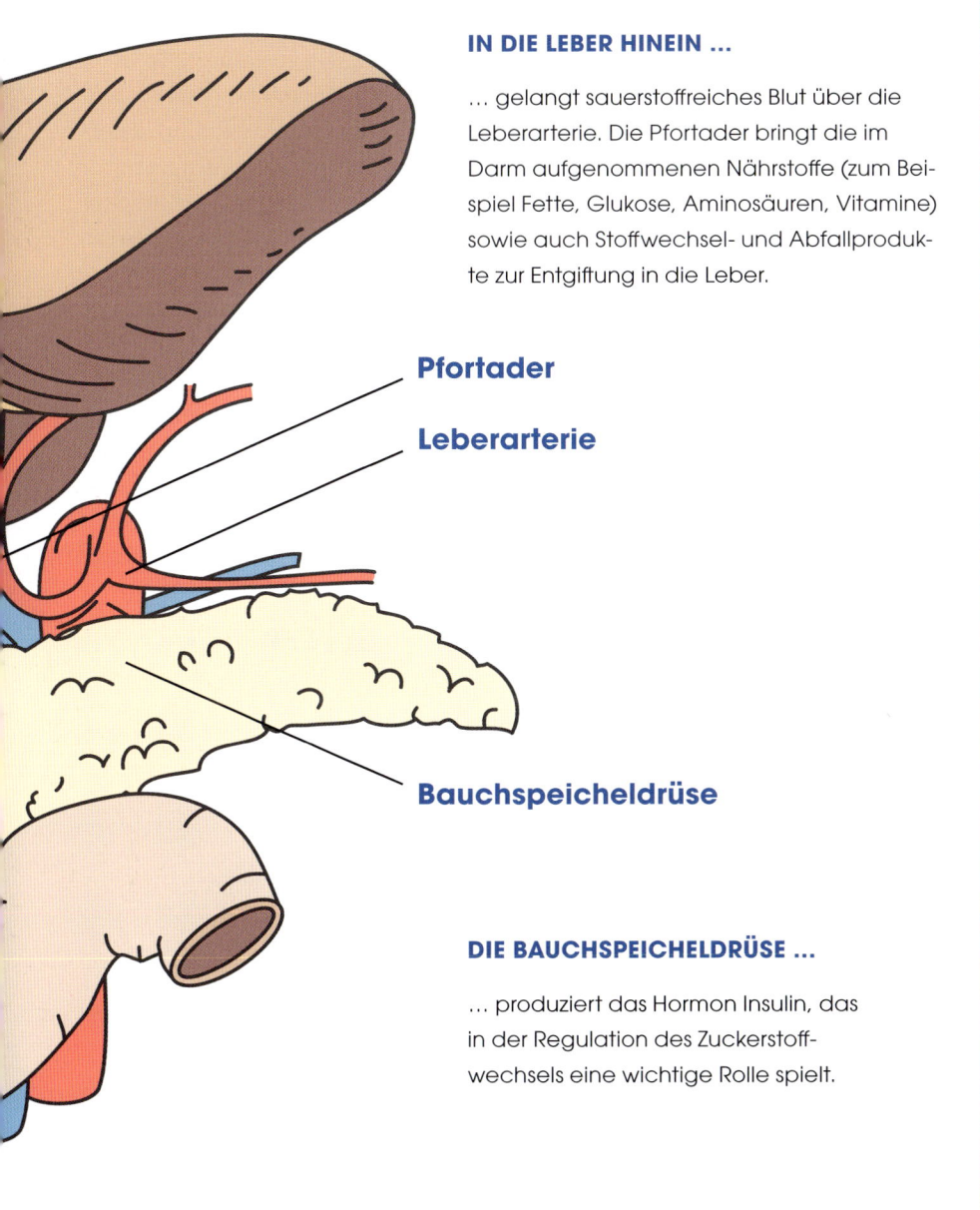

IN DIE LEBER HINEIN ...

... gelangt sauerstoffreiches Blut über die Leberarterie. Die Pfortader bringt die im Darm aufgenommenen Nährstoffe (zum Beispiel Fette, Glukose, Aminosäuren, Vitamine) sowie auch Stoffwechsel- und Abfallprodukte zur Entgiftung in die Leber.

Pfortader

Leberarterie

Bauchspeicheldrüse

DIE BAUCHSPEICHELDRÜSE ...

... produziert das Hormon Insulin, das in der Regulation des Zuckerstoffwechsels eine wichtige Rolle spielt.

Was der Leber schadet

Die Leber ist ein von vielen Seiten gefährdetes Organ und muss neben ihres Fulltime-Jobs als Entgiftungszentrale und Stoffwechsel-Managerin so einige Angriffe von außen wegstecken – Virusinfektionen, Stoffwechselstörungen, Medikamente, Giftstoffe (zum Beispiel Lösungsmittel, Halogenkohlenwasserstoffe, Weichmacher) und Alkohol können die Leberzellen massiv schädigen. Manche dieser Angriffe kann die Leber durch ihre Regenerationsfähigkeit lange Zeit kompensieren, andere Giftstoffe oder Infektionen führen wiederum sehr schnell zu einem Leberversagen. Bei anhaltenden entzündlichen oder immunologischen Prozessen kommt es zu fortschreitenden narbigen Umbauprozessen in der Leber, die schließlich zu einer Leberzirrhose und einem Ausfall der Leberfunktionen führen können.

Der wichtigste flüssige Feind ist immer noch der Alkohol – zwischen Leber und Milz passt eben nicht immer noch ein Pils und chronischer Alkoholkonsum kann durch anhaltende Schädigung der Leberzellen zur Ausbildung einer Leberentzündung und einer Leberzirrhose führen. Dazu braucht es nicht den täglichen Vollrausch – auf lange Sicht gesehen reicht auch der regelmäßige Genuss von zu viel Bier, Wein oder Cocktails, um irreversible Leberschäden auszulösen (siehe Seite 54).

Auch Medikamente können der Leber ganz schön zusetzen – wenn man bedenkt, dass fast jeder über den Mund eingenommene Arzneistoff über den Darm in die Pfortader und in die Leber gespült wird, überrascht es nicht, dass jede zehnte Arzneimittelnebenwirkung in Deutschland die Leber betrifft. Der Klassiker ist hierbei Paracetamol, das in vielen Schmerzmitteln und Kombinationspräparaten gegen Erkältungen und Infekte enthalten ist. Bei richtiger Anwendung in normalen Dosen ist dieser Wirkstoff für eine gesunde Leber kein Problem. Bei zu hohen Dosen kann Paracetamol jedoch zu irreparablen Schäden der Leber und zum Organversagen führen.

Aber auch Antibiotika, Narkosemittel, Schmerzmedikamente, Chemotherapien und pflanzliche Arzneimittel können zu Leberschäden führen. Insbesondere bei den Naturarzneien gilt Vorsicht – nicht alles, was pflanzlich ist, ist auch sanft zur Leber.

Die Leberzellen können von Viren angegriffen werden, die durch eine Infektion eine Leberentzündung (Hepatitis) auslösen können. Am häufigsten sind in Europa dabei die Hepatitisviren A, B, C und D, die die Leberzellen direkt zerstören oder das Immunsystem so stark reizen, dass die Leberzellen durch eine Abwehrreaktion des Körpers zugrunde gehen. Dabei kommt es im Anfangsstadium zu grippeähnlichen Symptomen wie Fieber und Erschöpfung sowie Magen-Darm-Beschwerden, im weiteren Verlauf dann zu einer Vergrößerung der Leber und Gelbsucht.

Die Hepatitis B, C und D können in einen chronischen Verlauf übergehen und zur Bildung einer Leberzirrhose führen. Die Übertragung der Hepatitisviren geschieht über verunreinigtes Trinkwasser und Nahrungsmittel (Hepatitis A) oder den Kontakt mit infiziertem Blut beziehungsweise anderen Körperflüssigkeiten und ungeschützte Sexualkontakte (Hepatitis B, C, D). Gegen die Hepatitis A und B besteht die Möglichkeit einer Schutzimpfung.

Der Klassiker der Lebergifte steht im Wald: der Knollenblätterpilz. In der Pilzsaison kommt es in Deutschland bei Pilzsammlern aufgrund der großen Ähnlichkeit mit Champignons leider immer wieder zu folgenschweren Verwechslungen. Schon geringe Mengen des Knollenblätterpilzes und des darin enthaltenen Giftstoffes Amatoxin können zu einem akuten Leberversagen führen.

Manchmal entsteht ein Leberschaden auch im Körper selbst durch eine Fehlreaktion des Immunsystems (Autoimmunkrankheit). Dabei kommt es aus noch ungeklärten Ursachen durch körpereigene Abwehrzellen zu einem Angriff auf Leberzellen und Gallenwege. Durch die starken Entzündungsreaktionen kann es langfristig zu Vernarbungen des Lebergewebes und einer Leberzirrhose kommen. Die häufigsten Autoimmunkrankheiten der Leber sind die autoimmune Hepatitis (AIH), die primär biliäre Zirrhose (PBC) und die primär sklerosierende Cholangitis (PSC).

Der wichtigste Feind der Leber im 21. Jahrhundert ist neben dem Alkohol jedoch mittlerweile die Ernährungs- und Lebensweise und die damit verbundenen Stoffwechselstörungen wie Übergewicht und Diabetes. Die Diagnose Fettleber hat langsam, aber stetig allen anderen Leberfeinden den Rang abgelaufen und ist mittlerweile die häufigste chronische Lebererkrankung – und ein guter Grund, diesen Ratgeber zu schreiben. In der Familie der sogenannten Volkskrankheiten wie Diabetes, Übergewicht oder Herz-Kreislauf-Erkrankungen nimmt die Fettleber im wahrsten Sinne des Wortes einen fetten Platz im rechten Oberbauch ein und steuert von dort Stoffwechselprozesse, die unsere Gesundheit nachhaltig aus dem Gleichgewicht bringen können. Die Fettleber ist damit sprichwörtlich zur Problemzone des 21. Jahrhunderts geworden …

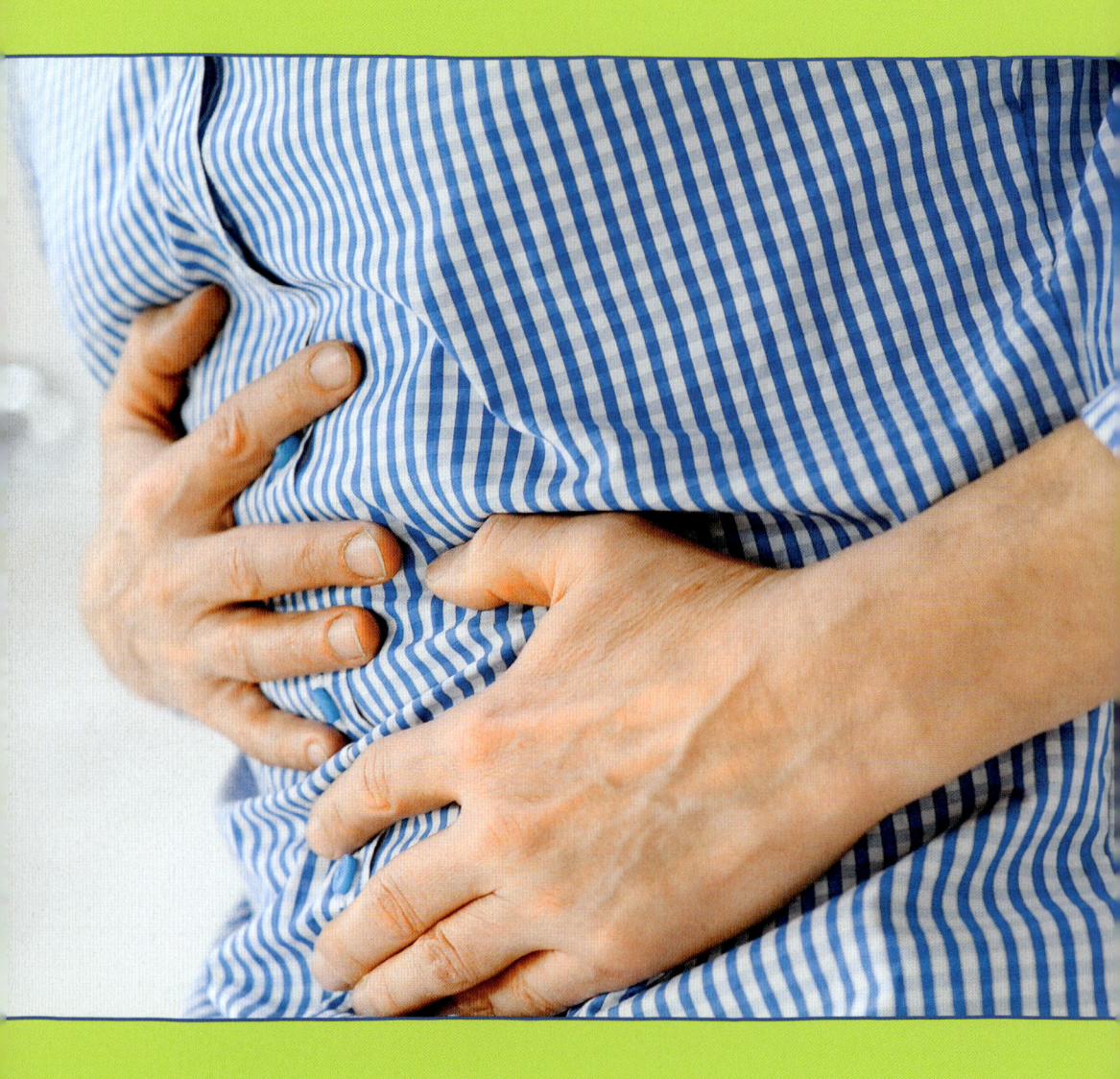

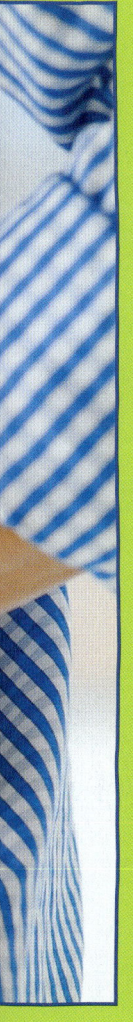

Fettleber – Problemzone des 21. Jahrhunderts

Die Fettlebererkrankung ist mittlerweile die häufigste chronische Lebererkrankung in der westlichen Welt. In dem leisen Organ im rechten Oberbauch werden durch gefährliche Fetteinlagerungen die Weichen für Entzündungs- und Stoffwechselprozesse gestellt, die Auswirkungen auf den gesamten menschlichen Organismus und unsere Gesundheit haben.

Leber im Speckmantel

Leber im Speckmantel oder Fettalarm in der Stoffwechselzentrale – neben Herzinfarkt, Diabetes und Bluthochdruck hat sich die Diagnose Fettleber in den letzten Jahren rasant zu einer der gefährlichsten Volkskrankheiten des 21. Jahrhunderts entwickelt. Sowohl in den USA als auch in Europa ist die Fettleber mittlerweile die am häufigsten diagnostizierte Ursache einer chronischen Lebererkrankung. Mit steigender Tendenz: Jeder dritte bis vierte Erwachsene über 40 Jahren in den westlichen Industrienationen trägt eine verfettete Leber unter dem Rippenbogen. In den besonders gefährdeten Risikogruppen, wie bei stark übergewichtigen Menschen oder Personen mit Diabetes Typ 2, sind es laut Studien sogar bis zu 90 Prozent der Erkrankten.

Besorgniserregend sind dabei insbesondere die Zahlen bei Kindern und Jugendlichen: Schätzungsweise 30 Prozent der stark übergewichtigen Kinder in Deutschland haben bereits in jungen Jahren eine Fettleber. Diese alarmierend hohen Zahlen haben Wissenschaftler und Ärzte wachgerüttelt: Eine Fettleber gilt mittlerweile nicht mehr als harmlose Fettansammlung in der Leber, sondern als eine ernsthafte Stoffwechselerkrankung mit zum Teil erheblichen Folgen. In dem leisen Organ im rechten Oberbauch werden durch gefährliche Fetteinlagerungen die Weichen für Entzündungs- und Stoffwechselprozesse gestellt, die Auswirkungen auf die Leberfunktion, aber auch den gesamten menschlichen Organismus haben.

Normalerweise enthält unsere Leber weniger als 5 Prozent Fett. Wenn jedoch mehr als die Hälfte der Leberzellen sichtbare Fetttropfen enthalten, spricht man von einer Fettleber (lateinisch *Steatosis hepatis*). Beim Blick durchs Mikroskop sind statt gesunden Leberzellen immer mehr weiße Fettansammlungen zu sehen, die stark an die Fettaugen einer gehaltvollen Hühnersuppe erinnern (siehe Abbildung Seite 31).

> **Die Fettlebererkrankung ist mittlerweile die häufigste chronische Lebererkrankung in Europa und den USA.**

Nehmen die Fetteinlagerungen immer weiter zu, bekommt die Leber auch eine von außen sichtbare gelbe Farbe und wird schwerer und größer. Eine ausgeprägte Fettleber kann dann statt einem Gewicht von 1,5 Kilogramm durchaus ein Gewicht von 3 Kilogramm erreichen.

Die Fettleber ist also ein wachsendes Problem – und damit sind nicht nur Gewicht und Größe, sondern vor allem die Folgen für unsere Gesundheit gemeint.

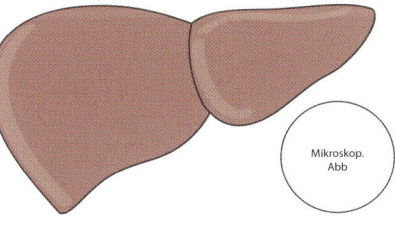

GESUNDE LEBER

Eine gesunde Leber hat eine rotbraune Farbe und eine glatte
Oberfläche.

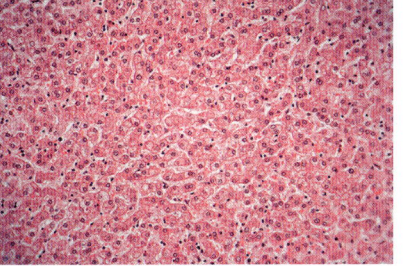

Im gesunden Lebergewebe sind die
Leberzellen (Hepatozyten) gleich-
mäßig angeordnet.

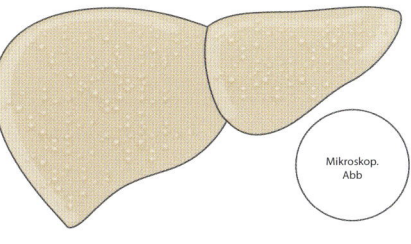

FETTLEBER

Die Leber hat durch die Fetteinlagerungen eine von außen sichtbare
gelbe Farbe und ist vergrößert.

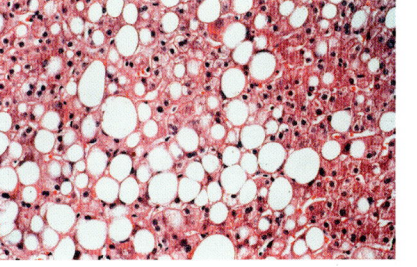

Im Gewebe einer Fettleber finden
sich statt gesunder Leberzellen immer
mehr Fetteinlagerungen (weiß).

Ein fettes Problem – Ursachen und Folgen der Fettleber

Wahrscheinlich würde eine Fettleber bei einem Schönheitswettbewerb der inneren Organe haushoch gegen den schlanken Darm oder eine figurbewusste Niere verlieren – jedoch ist eine Verfettung der Leber alles andere als ein kosmetisches Problem. Die Verfettung der Leber verursacht zunächst keine Schmerzen oder körperlichen Beschwerden. Die meisten Patienten wissen daher gar nicht, dass sie eine Fettleber unter dem Rippenbogen sitzen haben. Oftmals ist die Diagnose Fettleber ein Zufallsbefund, der von Arzt und Patient erst durch erhöhte Leberwerte im Blut oder einen Ultraschallbefund im Rahmen einer Routineuntersuchung festgestellt wird.

Der Grund dafür liegt in einem Konstruktionsfehler dieses eigentlich perfekten Organs: Unsere Leber ist stumm, da das Lebergewebe keine Nervenfasern und Schmerzrezeptoren enthält. Daher können trotz zunehmender Überlastung durch Fettablagerungen keine Schmerz- oder Warnsignale an den Körper gesendet werden.

Die Leber jedoch ächzt zunehmend unter der Fettbelastung und macht durch andere Symptome auf sich aufmerksam: Müdigkeit, Erschöpfung, Konzentrations-störungen, Verdauungsbeschwerden, Migräne und nachlassende Vitalität des Körpers sind Hilferufe der Leber, die jedoch von den meisten Betroffenen nicht in Zusammenhang mit der Leber gebracht werden. Erst wenn Fetteinlagerungen oder Entzündungsprozesse zu einer deutlichen Größenzunahme der Leber geführt haben, kann es manchmal durch den Dehnungsschmerz der Leberkapsel zu Beschwerden im Oberbauch kommen.

In der medizinischen Fachsprache wird die Fettlebererkrankung je nach Ursache in die durch übermäßigen Alkoholkonsum ausgelöste Leberverfettung (alkoholische Fettlebererkrankung) und die mittlerweile sehr häufige nicht-alkoholische Fettlebererkrankung (in der englischen Fachsprache **NAFLD**, non-alcoholic fatty liver disease) unterteilt. Diese wird, wie der Name schon sagt, nicht durch Alkohol, sondern die Lebens- und Ernährungsgewohnheiten der westlichen Welt verursacht: Bewegungsmangel, kohlenhydrat- und fettreiche Ernährung, Soft-drinks und die täglichen XXL-Portionen führen im Zusammenspiel mit genetischen Faktoren zu Übergewicht und Stoffwechselveränderungen, die unsere Leber buchstäblich im Fett ersaufen lassen.

Statistisch gesehen entwickelt einer von fünf Fettleberpatienten im weiteren Verlauf eine Fettleberentzündung (NASH), die das Risiko für eine Leberzirrhose und Leberkrebs erhöht.

Beim Großteil der Patienten verhält sich die pummelige Fettleber weitgehend ruhig und stapelt weiter ihre Fettdepots, ohne weitere Probleme zu machen. Bei ungefähr 20 Prozent der NAFLD-Patienten kommt es aber zu ernsthaften Komplikationen: Einer von fünf Patienten entwickelt im weiteren Verlauf durch die Fetteinlagerungen eine Entzündung der Leber, die in der Fachsprache **NASH** (englische Abkürzung für non-alcoholic steatohepatitis, nicht-alkoholische Fettleberentzündung) genannt wird.

Die Leberzellen brechen dabei langsam, aber sicher unter der Fettlast zusammen, wodurch es zu Entzündungen in den Leberzellen, Zellschädigungen und Umbauprozessen kommen kann. Das Lebergewebe wird dabei im weiteren Verlauf zu funktionslosem Bindegewebe umgebaut. Dieser Umbauprozess wird in der Fachsprache als Fibrose bezeichnet.

Warum genau Entzündungsprozesse in einer verfetteten Leber entstehen und welche Patienten besonders für eine solche Bindegewebsvermehrung gefährdet sind, ist nicht eindeutig geklärt. Die Wissenschaftler gehen derzeit davon aus, dass dabei verschiedene Schädigungsmechanismen zusammentreffen (Multiple-Hit-Hypothese): Genetische Faktoren, Ernährung, Entgleisungen des Blutzuckerspiegels, eine veränderte Darmflora oder die Freisetzung von entzündlichen Botenstoffen durch das Immunsystem scheinen in dem verfetteten vorgeschädigten Organ zusätzliche Schädigungsmechanismen in Gang zu setzen, die die Leber nachhaltig stressen.

Solange sich der Patient im Stadium einer reinen Fettleber oder einer Fettleberentzündung befindet, steht die Warnlampe noch auf Orange: Dieser Zustand der Leber kann – wenn er rechtzeitig erkannt und behandelt wird – noch rückgängig gemacht werden, ist also reversibel (siehe Abbildung Seite 34). Durch Umstellung von Ernährung und Lebensstil gelingt es bei vielen Patienten, die Entzündung zu normalisieren und der Leber sprichwörtlich zu alter Größe zu verhelfen. Bei etwa 20 Prozent der Patienten mit einer NASH können Bindegewebsvermehrung und Entzündung jedoch weiter voranschreiten und sich zur gefürchteten Leberzirrhose entwickeln. Dieser Zustand ist nicht reversibel – ist das Lebergewebe durch den Umbau in Bindegewebe erst einmal vernarbt, kann dieser Prozess nicht rückgängig gemacht werden.

Von einer Leberzirrhose spricht man, wenn die normale Architektur der Leber komplett zerstört ist und das gesunde Lebergewebe durch Narbengewebe ersetzt ist. Von außen betrachtet ist die Leber geschrumpft und fühlt sich nicht mehr weich und elastisch, sondern steinhart und vernarbt an. Das Narbengewebe kann die Aufgaben des gesunden Lebergewebes nicht mehr übernehmen und es kommt nach und nach zum Funktionsausfall des Organs.

Bei Patienten mit einer NAFLD ist zudem das Risiko für die Bildung von Leberkrebs erhöht – und das nicht nur im fortgeschrittenen Stadium einer Leberzirrhose. Das steigende Problem der Fettlebererkrankungen wird in der Zukunft wohl auch zu einer Zunahme von Krebserkrankungen in der Leber führen: Schon jetzt ist die nicht-alkoholische Fettlebererkrankung in den USA die häufigste Ursache von Leberzirrhose und Leberkrebs (hepatozelluläres Karzinom). Amerikanische Schätzungen gehen zudem davon aus, dass Fettlebererkrankungen im Jahr 2030 der häufigste Grund für Lebertransplantationen sein werden.

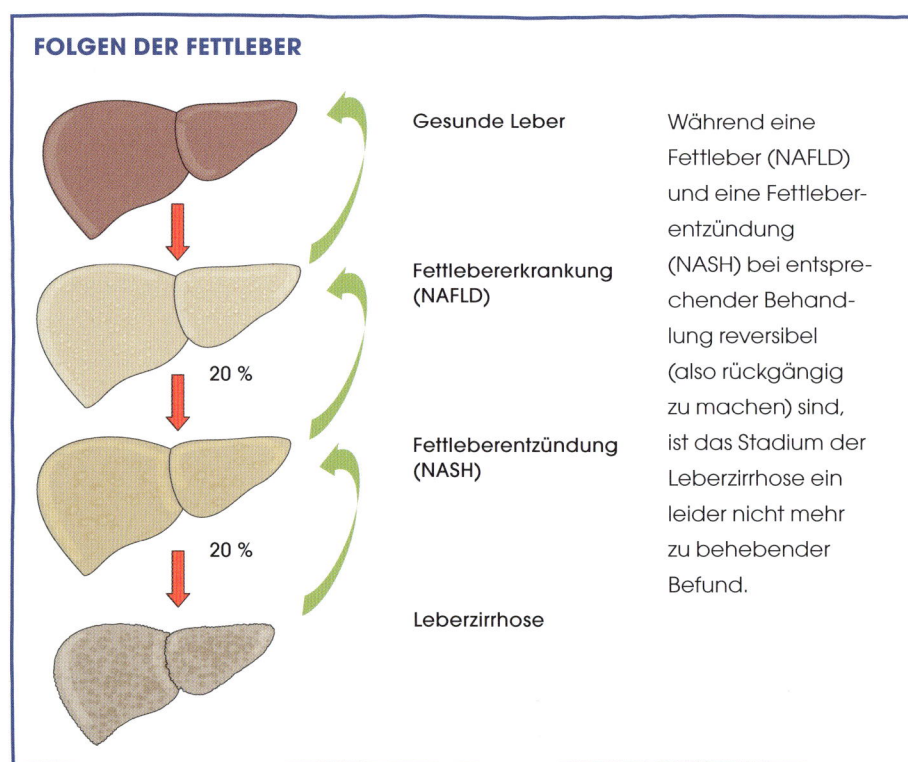

FOLGEN DER FETTLEBER

Gesunde Leber

Fettlebererkrankung (NAFLD)

20 %

Fettleberentzündung (NASH)

20 %

Leberzirrhose

Während eine Fettleber (NAFLD) und eine Fettleberentzündung (NASH) bei entsprechender Behandlung reversibel (also rückgängig zu machen) sind, ist das Stadium der Leberzirrhose ein leider nicht mehr zu behebender Befund.

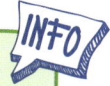

WICHTIGE FACHAUSDRÜCKE VERSTÄNDLICH ERKLÄRT

Fettleber (Steatose) bezeichnet die Einlagerung von Fett in die Leberzellen. Sie lässt sich durch bildgebende Verfahren, wie zum Beispiel Ultraschall, feststellen. Die Ursachen von zu viel Fett in der Leber sind vielfältig: übermäßiger Alkoholkonsum, Ernährung und Lebensstil, Medikamente oder eine virale Hepatitis.

NAFLD ist die Abkürzung für non-alcoholic fatty liver disease, auf Deutsch: nicht-alkoholische Fettlebererkrankung. Der Sammelbegriff bezeichnet Erkrankungen, die durch eine Fetteinlagerung entstehen, die, wie der Name schon sagt, nicht durch Alkohol, sondern durch Ernährung und Lebensstil bedingt sind und in einem engen Zusammenhang mit Übergewicht, metabolischem Syndrom und Diabetes stehen. Im weiteren Verlauf können aus der einfachen Fettleber auch Komplikationen wie die Fettleberentzündung (NASH), die Fettleberzirrhose und Leberkrebs entstehen.

NASH ist die Abkürzung für non-alcoholic steatohepatitis, auf Deutsch: nicht-alkoholische Fettleberentzündung. Bei der NASH finden sich in der Leber neben Fetteinlagerungen entzündliche Prozesse und Zeichen eines Leberzellschadens. Patienten mit NASH haben ein erhöhtes Risiko, dass die anhaltende Entzündung des Lebergewebes auf Dauer zu einem bindegewebigen Umbau der Leber (Fibrose) und einer Vernarbung der Leber (Leberzirrhose) führt.

Bei der **Leberzirrhose** ist das Lebergewebe komplett vernarbt und damit zunehmend funktionslos. Die Leber verfügt nicht mehr über genügend vitale Leberzellen und kann daher ihre Funktion im Stoffwechsel, in der Produktion von Eiweißen und in der Entgiftung nur noch sehr eingeschränkt ausführen. Die Folgen sind potenziell tödliche Komplikationen wie eine erhöhte Blutungsneigung, die Bildung von Bauchwasser (Aszites), Gelbsucht (Ikterus), Infektionen, Einschränkungen der Nierenfunktion und neurologische Komplikationen wie zum Beispiel das Leberkoma (hepatische Enzephalopathie). Für Patienten mit einer fortgeschrittenen Leberzirrhose bleibt oft nur die Lebertransplantation als Therapie. Zudem kommt es in dem Narbengewebe der Zirrhose gehäuft zur Entstehung von **Leberkrebs**. Weltweit ist Leberkrebs (hepatozelluläres Karzinom) der fünfthäufigste bösartige Tumor. In Deutschland erkranken jährlich etwa 9.500 Menschen an dieser Krebsart, Männer dabei etwa zwei- bis dreimal häufiger als Frauen. Die Hauptursachen für Leberkrebs sind neben Alkohol und der Hepatitis B und C zunehmend die nicht-alkoholischen Fettlebererkrankungen.

Über den Leberrand hinaus – was die Fettleber mit Diabetes und Herzinfarkt zu tun hat

Auch wenn die meisten Patienten »nur« eine Fettleber ohne weitere Komplikationen haben, kann beim Blick über den Leberrand hinaus noch keine Entwarnung gegeben werden. Denn als wichtigstes Stoffwechselorgan mischt sich die Leber massiv in den Energie- und Hormonhaushalt unseres Körpers ein. Kommt es zu Fetteinlagerungen in der Stoffwechselzentrale, ist davon nicht nur das Lebergewebe, sondern der gesamte Metabolismus des menschlichen Körpers betroffen. Die nicht-alkoholische Fettlebererkrankung (NAFLD) steht dabei in sehr engem Zusammenhang mit Stoffwechselstörungen wie Übergewicht, metabolisches Syndrom und Diabetes.

Studien der letzten Jahre geben vermehrt Hinweise darauf, dass die Veränderungen bei einer NAFLD nicht auf die Leber begrenzt sind, sondern auch Auswirkungen auf andere Organe und die Entstehung anderer Erkrankungen haben können. NAFLD-Patienten haben – unabhängig von ihrem Gewicht – ein deutlich erhöhtes Risiko, in den nächsten zehn Jahren an einem Diabetes Typ 2 oder Herz-Kreislauf-Erkrankungen zu erkranken.

> **Patienten mit einer NAFLD haben ein deutlich erhöhtes Risiko für Diabetes Typ 2, Gefäßverkalkung (Arteriosklerose) und Herz-Kreislauf-Erkrankungen.**

Eine schwedische Langzeitstudie konnte zeigen, dass 78 Prozent der Patienten mit einer NAFLD oder NASH im weiteren Krankheitsverlauf von 14 Jahren Diabetes mellitus beziehungsweise Störungen im Zuckerstoffwechsel (gestörte Glukosetoleranz) entwickelten. Erst langsam beginnen die Wissenschaftler zu verstehen, welche Stoffwechselvorgänge, Entzündungsprozesse und Immunreaktionen im Körper durch die Fettdepots in der Leber in Gang gesetzt werden und welche Auswirkungen diese auf den gesamten Organismus haben.

Auch das Risiko für eine Gefäßverkalkung (Arteriosklerose) ist für NAFLD-Patienten deutlich höher: Je mehr Fett in der Leber, desto wahrscheinlicher wird beispielsweise auch eine Verkalkung der Hauptschlagader am Hals (Arteria carotis), also dem Gefäß, das unser Gehirn mit sauerstoffreichem Blut versorgt. Interessant ist dabei, dass ein Abbau des Fettgehalts in der Leber durch Änderung von Ernährung und Lebensstil die zunehmende Verkalkung der Gefäße auch wieder zum Stillstand bringen kann.

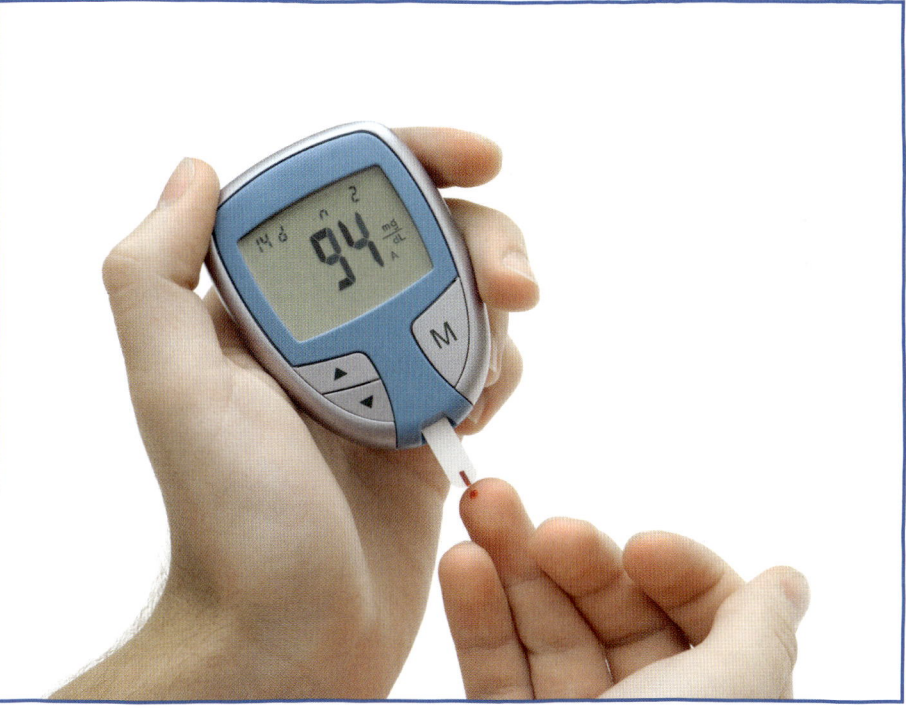

Patienten mit einer NAFLD haben ein deutlich erhöhtes Risiko für Störungen im Zuckerstoffwechsel (Diabetes).

Wissenschaftler gehen daher davon aus, dass eine Verringerung des Leberfettes auch das Risiko für Diabetes und Herz-Kreislauf-Erkrankungen deutlich senken kann – daher ist es für gefährdete Patienten sehr wichtig, rechtzeitig

Der Fettleberpatient von heute ist der Diabetes- und Herzinfarktpatient von morgen. Und daher ist es wichtig, der Fettleber und ihren Ursachen bereits heute entgegenzuwirken!

aus der Fettleberfalle zu kommen und damit das Risiko für Folgeerkrankungen zu senken.

Wie kommt das Fett in die Leber?

Wenn das Fett in der Leber so gefährlich ist, stellt sich die Frage, woher und wie das Fett überhaupt in die Leber hineinkommt. Wer jetzt glaubt, dass die Fettzellen unmittelbar von der Kruste des leckeren Schweinebratens beim gestrigen Abendessen stammen und diese über den Darm auf direktem Weg in die Leber eingewandert sind, um es sich zwischen den Gallengängen gemütlich zu machen, wird enttäuscht sein. So einfach ist die Entstehung der Fettleber leider nicht zu erklären.

Auch bei der alkoholischen Fettleber kommt es zu Fetteinlagerungen in der Leber, obwohl Alkohol bekanntermaßen kein Gramm Fett enthält. Und auch Gänse werden für die Produktion der fettigen Gänsestopfleber für die Feiertage nicht mit Fett, sondern mit Kohlenhydraten gemästet (siehe Seite 53). Für die Entstehung einer Fettleber scheint also der Fettgehalt in der Nahrung nicht allein der entscheidende Faktor zu sein.

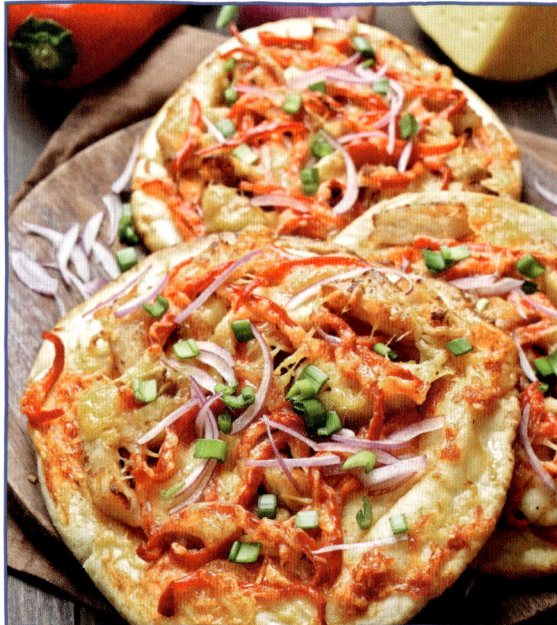

Eine der Hauptursachen der Fettleber ist unsere Ernährung.

Die Ursachen der Fetteinlagerungen in der Leber sind komplex und vor allem in unserer Ernährungsweise und den dadurch ausgelösten Stoffwechselprozessen sowie Vorgängen in unserem Fettgewebe zu suchen. Ganz vereinfacht ausgedrückt gelangen zu viel Fette aus dem Körper in die Leber oder werden dort neu gebildet, während gleichzeitig zu wenig Fett abgebaut oder aus der Leber wieder nach draußen geschleust wird – und damit stapelt sich Fettauge um Fettauge in unserem Lebergewebe.

Die Leber selbst bildet zu viel Fett

Die kalorienreiche Ernährung und der bewegungsarme Lebensstil in den westlichen Industrienationen führen dazu, dass neben Fett vor allem mehr Kohlenhydrate in die Leber gelangen, als dort gespeichert werden oder durch körperliche Bewegung verbraucht werden können. Sind die Vorratsspeicher der Leber voll, steigt der Zuckerspiegel im Blut und es kommt zu einer dauerhaft vermehrten Ausschüttung des Hormons Insulin. Dieses Überangebot an Insulin führt dauerhaft zu einer Stoffwechsellage, die wir als Insulinresistenz bezeichnen (siehe Seite 45). Die Folge: Die Leber bildet aus den überschüssigen Nährstoffen selbst Fette und lagert sie ein.

Es kommen zu viele Fettsäuren aus dem Fettgewebe in die Leber

Zudem werden durch Stoffwechselprozesse aus dem Fettgewebe unseres Körpers vermehrt Fettsäuren freigesetzt, die in die Leber gelangen und sich dort einlagern. Dabei scheint das Bauchfett eine besonders böse Rolle zu spielen. Schätzungen gehen davon aus, dass 60 Prozent der Fettablagerungen in der Leber aus den Speckrollen am und im Bauch kommen. Warum unser Bauchfett so gefährlich ist, erfahren Sie ab Seite 47.

Es werden weniger Fettsäuren in der Leber abgebaut

Zu allem Überfluss werden durch das Überangebot an Insulin nicht nur mehr Fettsäuren gebildet, sondern auch weniger Fettsäuren in der Leber abgebaut. Auch bei übermäßigem Alkoholkonsum werden die Fettsäuren in der Leber nur noch vermindert oxidiert und häufen sich in der Leber an.

Es werden weniger Fette aus der Leber abtransportiert

Die Leber bildet im Normalfall selbst wichtige Transportermoleküle, um die gebildeten Fette wieder aus der Leber heraus in den Blutkreislauf zu anderen Organen zu transportieren. Ist der Stoffwechsel jedoch aus dem Gleichgewicht, produziert die Leber nicht mehr genügend Transporter und das Fett bleibt in der Leber sitzen (siehe Grafik Seite 40).

Zudem gibt es neben den Hauptursachen Alkohol und Ernährung noch andere, seltenere Faktoren, die zu einer Verfettung der Leber führen können. Dazu gehören außer Fettstoffwechselstörungen vor allem Medikamente (zum Beispiel Kortison, Amiodaron, Tamoxifen oder Tetrazykline), Chemotherapie, länger andauernde künstliche Ernährung oder extreme Hungerphasen, Umweltgifte sowie virale Entzündungen der Leber (zum Beispiel Hepatitis C). Auch Patienten mit Darmerkrankungen wie beispielsweise der Zöliakie (Glutenunverträglichkeit) können eine Fettleber entwickeln.

WIE KOMMT DAS FETT IN DIE LEBER?

Abtransport: In der Stoffwechsellage der Insulinresistenz werden weniger Fette aus der Leber abtransportiert.

Ernährung: Durch kohlenhydratreiche Ernährung sind die Vorratsspeicher der Leber voll und der Stoffwechsel aus dem Gleichgewicht – überschüssige Nährstoffe werden in der Leber zu Fett umgebaut.

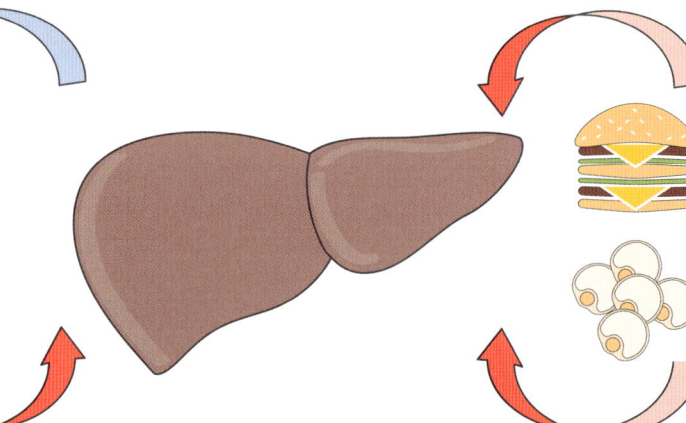

Abbau: Durch Alkohol oder einen erhöhten Insulinspiegel wird der Fettabbau in der Leber gebremst.

Böses Bauchfett: In dem Fettgewebe rund um den Bauch werden vermehrt Fettsäuren abgebaut und in der Leber eingelagert.

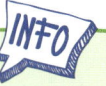

UNSERE MAKRONÄHRSTOFFE KOHLENHYDRATE, FETTE UND EIWEISS

Unsere tierischen und pflanzlichen Lebensmittel enthalten die drei lebenswichtigen Makronährstoffe Kohlenhydrate, Proteine (Eiweiße) und Fette.

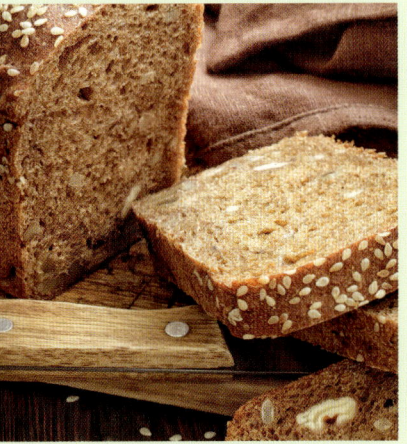

Kohlenhydrate bestehen aus einen oder mehreren Zuckermolekülen, was aber nicht bedeutet, dass alle kohlenhydratreichen Lebensmittel süß schmecken. Man unterscheidet:

- Einfachzucker wie Traubenzucker (Glukose) und Fruchtzucker (Fruktose),
- Zweifachzucker wie Milchzucker (Laktose) oder Haushaltszucker (Saccharose, besteht je zur Hälfte aus Glukose und Fruktose),
- Mehrfachzucker, also komplexe Kohlenhydrate, die vor allem in Getreide, Kartoffeln und Vollkornprodukten enthalten sind.

Kohlenhydrate werden im Darm in Einfachzucker (Glukose) zerlegt, damit sie aufgenommen und in der Blutbahn transportiert werden können. Da diese Zerlegung Zeit braucht, lassen Mehrfachzucker den Blutzuckerspiegel langsamer ansteigen als Einfachzucker. Glukose wird vor allem in der Leber und in den Muskeln gespeichert. Sind die Speicher voll, wird überschüssige Glukose in der Leber auch in Fett umgewandelt.

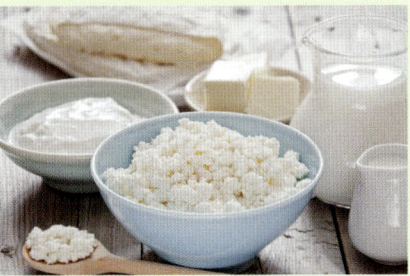

Eiweiße, auch Proteine genannt, sind biologische Moleküle, die sich aus verschiedenen Aminosäuren zusammensetzen und im Körper als Baustoff für Zellen und Gewebe, aber auch für die Bildung von Hormonen, Enzymen und Antikörpern des Immunsystems benötigt werden. Es gibt acht Aminosäuren, die der Körper unbedingt braucht, aber nicht selbst bilden kann. Diese sogenannten essenziellen Aminosäuren sind lebenswichtig und müssen mit dem Eiweiß aus der Nahrung aufgenommen werden.

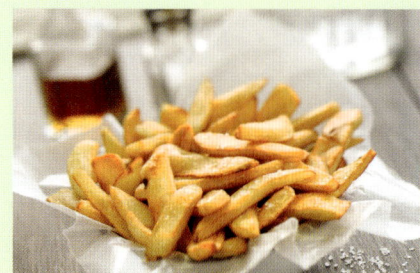

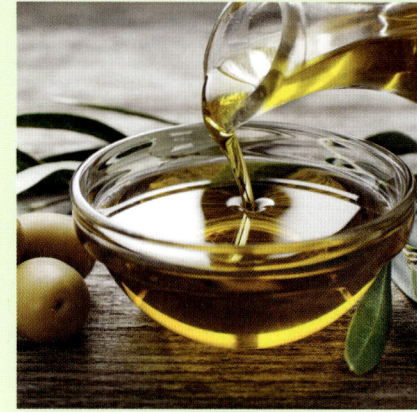

Fette sind nicht nur Energieträger mit hoher Energiedichte, sondern auch wichtige Geschmacksträger in unserer täglichen Nahrung. Alle Fette und Öle sind aus unterschiedlichen Fettsäuren aufgebaut, die chemisch gesehen untereinander stabile Verbindungen (gesättigte Fettsäuren) oder instabile Verbindungen (ungesättigte Fettsäuren) bilden. Die Begriffe »gesättigte« oder »ungesättigte Fettsäuren« hat also nichts damit zu tun, ob das Fett satt macht, sondern wird durch die Art der chemischen Bindung zwischen den Fettsäuren bestimmt. Die gesättigten Fettsäuren, die vor allem in tierischen Produkten wie fettem Fleisch, Wurst, Butter und Sahne stecken, gelten in höheren Mengen als eher ungesund, da sie Entzündungsvorgänge im Körper sowie die Entstehung einer Insulinresistenz und Adipositas begünstigen können. Als besonders ungesund gelten die Transfette, die durch die industrielle Härtung von Pflanzenfetten entstehen und vor allem in Pommes, Chips und Fertigbackwaren zu finden sind.

Als »gesünder« gelten dagegen die ungesättigten Fettsäuren, die in einfach ungesättigte Fettsäuren (zum Beispiel in Pflanzenölen, Nüssen und Avocados enthalten) und mehrfach ungesättigte Fettsäuren unterschieden werden. Die mehrfach ungesättigten Fettsäuren werden je nach chemischem Aufbau in die Omega-3-Fettsäuren und die Omega-6-Fettsäuren unterschieden. Da der Körper diese beiden Fettsäuren nicht selbst produzieren kann, sind diese essenziell und müssen mit der Nahrung zugeführt werden. Die Omega-3-Fettsäuren – dazu zählen die Eicosapentaensäure (EPA), die Docosahexaensäure (DHA) und die Alpha-Linolensäure (ALA) – haben zahlreiche gesundheitsfördernde Wirkungen und sind in pflanzlichen Lebensmitteln (Leinöl, Walnussöl und Rapsöl) sowie in Kaltwasserfischen wie beispielsweise Heringen, Makrelen und Lachs enthalten.

K. o. durch K.o.hlenhydrate – oder was bedeutet Insulinresistenz?

Sobald unser Essen im Darm angekommen und zerlegt worden ist, machen sich alle verwertbaren Kohlenhydrate in Form von einzelnen Glukose-Molekülen über die Darmwand auf den Weg ins Blut. In der Blutbahn dürfen sie jedoch nicht zu lange bleiben, da der Zucker ansonsten die Gefäßwände schädigen würde. Die Glukose-Moleküle müssen also so schnell wie möglich in die Körperzellen aufgenommen werden, damit der Blutzuckerspiegel nicht zu hoch wird. Dies geschieht mithilfe des Hormons Insulin, das als Reaktion auf einen Anstieg des Zuckerspiegels im Blut aus der Bauchspeicheldrüse (Pankreas) ausgeschüttet wird.

Insulin hat die zentrale Aufgabe, Glukose aus der Blutbahn in die Zelle zu bringen. Insulin wirkt dabei wie ein Schlüssel, der die Zellentüre für die Glukose-Moleküle öffnet, indem es an die Insulinrezeptoren der Zellen andockt – also quasi an der Haustüre klingelt. Mit diesem Mechanismus schleust das Insulin die Zuckerbausteine vor allem in die Zellen der Muskeln und der Leber. In den Zellen wird die Glukose zur Energiegewinnung benötigt – und was nicht sofort gebraucht wird, wird in Form von Glykogen in der Leber und in der Muskulatur gespeichert und soll als Vorrat für schlechte Zeiten dienen.

Wenn diese schlechten Zeiten mit hohem Energiebedarf allerdings nicht kommen – wir also weiterhin fröhlich und bequem auf der Couch sitzen, wenig Energie verbrauchen und trotzdem munter Kohlenhydrate futtern –, ist der Glykogenspeicher irgendwann einmal voll. Die Muskel- und Leberzellen schalten jetzt auf stur und reagieren nicht mehr auf das Klingeln an ihrer Tür und das Insulin steht vor verschlossenen Türen.

Diese Signalstörung wird in der Fachsprache als **Insulinresistenz** bezeichnet. Sind die Glykogenspeicher voll, kann neu ankommende Glukose nicht gespeichert werden, sondern zirkuliert weiter in der Blutbahn und ein Teufelskreis beginnt: Die Bauchspeicheldrüse reagiert auf diesen erhöhten Blutzuckerspiegel mit einer immer höheren Ausschüttung von Insulin (Hyperinsulinämie), um den überschüssigen Zucker im Blut loszuwerden. Das viele Insulin führt jedoch dazu, dass die Zellen ihre

Insulinrezeptoren immer weiter reduzieren (im übertragbaren Sinne also genervt die Haustürklingel abschalten) und die Resistenz weiter zunimmt. In der Stoffwechsellage der Insulinresistenz weiß die Leber nun nicht wohin mit der Glukose und beginnt, die Zuckermoleküle zu Fett umzubauen und einzulagern (siehe Grafik Seite 45).

Hinzu kommt, dass bei einer Insulinresistenz auch mehr Fett im Fettgewebe abgebaut wird und damit mehr freie Fettsäuren ins Blut und in die Leber gelangen. Gleichzeitig führt das Überangebot an Insulin dazu, dass die Leber die Fette nicht mehr gut aus der Leber heraustransportieren kann, da sie weniger Transporteiweiße bildet. Diese VLDL-Transporter (Very Low Density Lipoproteins) hätten eigentlich die Aufgabe, das in der Leber gebildete Fett zu anderen Körperzellen zu transportieren. So sitzen die Fette jetzt in der Leber und warten auf den Bus, der aber nicht kommt. In der Leber stapeln sich nun mehr Fette, als vom Organ abgebaut oder abtransportiert werden können – und werden in die Leberzellen eingelagert. Besteht diese Stoffwechsellage länger, so verfetten die Leberzellen immer mehr, bis schließlich eine Fettleber vorliegt.

> **Die nicht-alkoholische Fettlebererkrankung (NAFLD) gilt als metabolisches Syndrom der Leber.**

Dieser Zustand der Insulinresistenz ist Ausgangspunkt für eine ganze Reihe von Stoffwechselentgleisungen, die über kurz oder lang zu Folgeerkrankungen führen können. Die Kombination der Risikofaktoren Insulinresistenz, Übergewicht, erhöhter Blutdruck und erhöhten Blutfetten wird in der Fachsprache als metabolisches Syndrom bezeichnet und befindet sich weltweit rasant auf dem Vormarsch (siehe Info-Kasten Seite 46). Die nicht-alkoholische Fettlebererkrankung (NAFLD) gehört ebenfalls in diese Reihe und wird daher als das metabolische Syndrom der Leber bezeichnet.

Schätzungen der internationalen Diabetes Federation (IDF) zufolge sind derzeit bereits etwa 25 Prozent der Weltbevölkerung von einem metabolischen Syndrom betroffen. In Deutschland erfüllen bereits 10 Prozent der Bevölkerung die Kriterien für diese Stoffwechselerkrankung, die als wesentlicher Risikofaktor für Herz-Kreislauf-Erkrankungen, Adipositas oder Diabetes gilt.

Die Folgen sind gewaltig: Menschen mit einem metabolischen Syndrom weisen eine zweimal so hohe Sterblichkeitsrate und eine dreimal so hohe Herzinfarkt- und Schlaganfallrate auf als Personen ohne metabolisches Syndrom.

WAS BEDEUTET INSULINRESISTENZ?

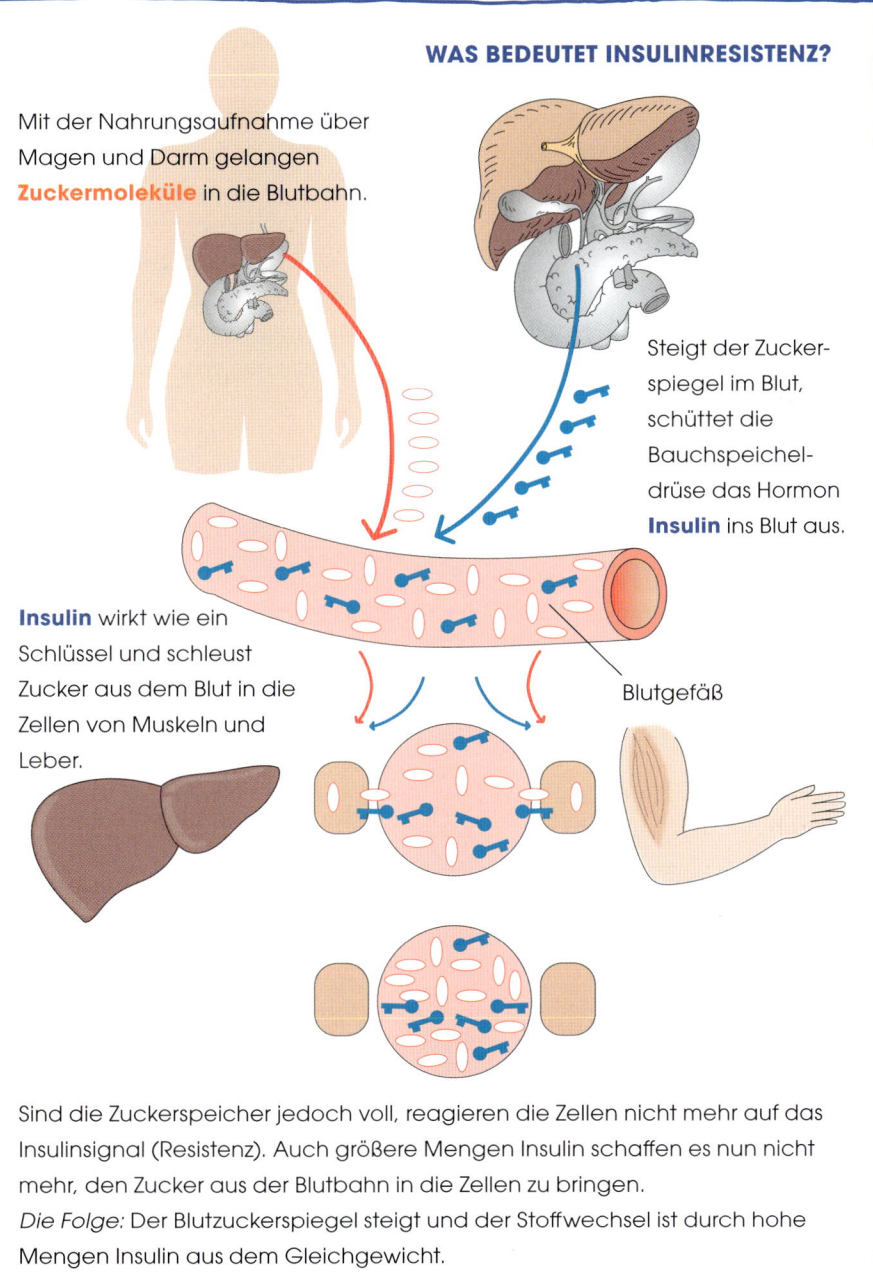

Mit der Nahrungsaufnahme über Magen und Darm gelangen **Zuckermoleküle** in die Blutbahn.

Steigt der Zuckerspiegel im Blut, schüttet die Bauchspeicheldrüse das Hormon **Insulin** ins Blut aus.

Insulin wirkt wie ein Schlüssel und schleust Zucker aus dem Blut in die Zellen von Muskeln und Leber.

Blutgefäß

Sind die Zuckerspeicher jedoch voll, reagieren die Zellen nicht mehr auf das Insulinsignal (Resistenz). Auch größere Mengen Insulin schaffen es nun nicht mehr, den Zucker aus der Blutbahn in die Zellen zu bringen.
Die Folge: Der Blutzuckerspiegel steigt und der Stoffwechsel ist durch hohe Mengen Insulin aus dem Gleichgewicht.

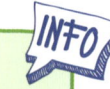

METABOLISCHES SYNDROM UND DIABETES

Unter dem Begriff »metabolisches Syndrom« versteht man in der Medizin eine Stoffwechselstörung, die maßgeblich durch Ernährung und Lebensstil entsteht und durch das Auftreten folgender Faktoren gekennzeichnet ist:

- Bauchbetonte Fettverteilung mit einem erhöhten Taillenumfang von über 102 Zentimeter bei Männern oder über 88 Zentimeter bei Frauen
- Fettstoffwechselstörung mit Erhöhung der Triglyzeride von über 150 mg/dl
- Niedriger HDL-Cholesterolspiegel (≤ 40 mg/dl bei Männern beziehungsweise ≤ 50 mg/dl bei Frauen)
- Bluthochdruck (> 130/85 mmHg)
- Erhöhter Blutzuckerspiegel als Zeichen der Insulinresistenz (Nüchternblutzucker ≥ 100 mg/dl oder ein bereits festgestellter Diabetes Typ 2)

Nach den Kriterien der American Heart Association besteht ein metabolisches Syndrom, wenn mindestens drei der oben genannten fünf Faktoren vorliegen. Das metabolische Syndrom gilt neben dem Rauchen als wichtigster Risikofaktor für die Entstehung der Gefäßverkalkung (Arteriosklerose), Herz-Kreislauf-Erkrankungen und Diabetes Typ 2 – und eben auch der nicht-alkoholischen Fettlebererkrankung NAFLD.

Bei Diabetes Typ 2 handelt es sich um eine Stoffwechselstörung, bei der Insulin zwar vorhanden ist, jedoch an seinem Zielort nicht richtig wirken kann (Insulinresistenz, siehe Seite 45). Dies kann die Bauchspeicheldrüse zunächst noch durch die Produktion von höheren Insulinmengen kompensieren. Irgendwann reicht aber auch das nicht mehr aus und der Blutzuckerspiegel bleibt erhöht – und damit liegt ein Diabetes Typ 2 vor.

Bei Diabetes Typ 1 handelt es sich dagegen um ein ganz anderes Krankheitsbild: Hier kommt es bereits in jungen Jahren zu einem Versagen der Insulinproduktion in der Bauchspeicheldrüse – diese Patienten können überhaupt kein Insulin mehr bilden und brauchen daher Insulin als Dauertherapie, um den Blutzuckerspiegel unter Kontrolle zu halten.

Böses Bauchfett

Wölbt sich die Speckrolle über den Gürtel und nehmen die Rettungsringe um den Bauch immer mehr zu, dann ist nicht nur die Bikinifigur, sondern auch die Leber zunehmend in Gefahr. Denn Fettgewebe ist nicht nur ein guter Schutz vor Kälte und Energiespeicher – es ist unser größtes hormonproduzierendes Organ und maßgeblich an der Regulation des Glukose- und Fettstoffwechsels des Körpers beteiligt. Ein Großteil des Fettes in der Leber hat seinen Ursprung dabei in den Problemzonen rund um den Bauch und den inneren Organen.

In den Fettzellen des Körpers wird der größte Teil der im Körper vorhandenen Energievorräte in Form von Speicherfett gelagert – dies hat aus evolutionsbiologischer Sicht den Vorteil, dass der Körper auch in Zeiten der Hungersnot immer Zugriff auf Energie hat. Doch in der modernen westlichen Zivilisation sind Hungernöte selten und die zunehmenden Fettdepots unseres Körpers stellen mittlerweile weniger einen Überlebensvorteil als eher ein Gesundheitsrisiko dar.

Doch nicht nur das Übergewicht und die Zunahme der Fettmenge an sich, sondern auch der Ort der Fettpölsterchen im Körper ist für die Entstehung der Fettleber von Bedeutung. Studien der letzten Jahre konnten dabei zeigen, dass Bauchfett riskanter ist als Hüftgold. Menschen mit Fettablagerungen im und am Bauch scheinen in Sachen Fettleber gefährdeter zu sein als Menschen mit Pölsterchen an Oberschenkeln, Hüfte und Gesäß.

Das Bauchfett, in der Fachsprache auch viszerales Fett genannt, spielt bei der Entstehung der Fettleber eine besonders schwerwiegende Rolle. Das bauchbetonte Fettgewebe ist nämlich keineswegs nur ein gemütliches ruhiges Speckdepot für schlechte Zeiten, sondern ein hochaktives Gewebe, welches sich durch die Produktion von über 600 bioaktiven Hormonen und Botenstoffen ganz massiv in den Energiestoffwechsel und die Regulation von Entzündungsprozessen im Körper einmischt.

Von manchen Wissenschaftlern wird das Bauchfett daher mittlerweile sogar als eigenes hormonaktives Organ gesehen, das unseren Stoffwechsel reguliert. Dabei spielen spezielle Fettgewebshormone, die sogenannten Adipokine, eine besondere Rolle. Zu den wichtigsten Fettgewebshormonen gehören beispielsweise Leptin, Adiponektin und Resistin. Diese Signalstoffe werden von den Fettzellen

(Adipozyten) produziert und regulieren unser Hunger- und Sättigungsgefühl, steuern den Energieumsatz im Körper, die Hormonfreisetzung in der Schilddrüse und den Geschlechtsorganen und sind sogar in der Lage, unser Immunsystem und unsere Entzündungsprozesse zu beeinflussen. Zudem regulieren sie die Insulinfreisetzung in der Bauchspeicheldrüse und haben Einfluss auf die Insulinsignalwirkung in Leber und Muskeln.

So verwundert es auch nicht, dass die Menge des Bauchfetts in engem Zusammenhang mit dem Risiko für Insulinresistenz, Diabetes Typ 2 und Herzinfarkt steht und mittlerweile Ursache Nummer eins für die Entstehung der gefährlichen Gefäßverkalkung (Arteriosklerose) ist. Je mehr Bauchfett vorhanden ist, desto mehr freie Fettsäuren werden zudem freigesetzt, die über die Pfortader in die Leber gelangen und dort die Entstehung einer Fettleber fördern.

Das Risiko, eine Fettleber zu entwickeln, wird also nicht nur von einem erhöhten Körpergewicht, sondern dem Vorhandensein von Bauchfett bestimmt. Daher ist nicht allein nur der Body-Mass-Index und das angezeigte Gewicht auf der Waage interessant (siehe Seite 49), sondern auch der Taillenumfang. Wissenschaftler haben herausgefunden, dass bei Frauen ab einem Taillenumfang von 88 Zentimeter und bei Männern ab einem Taillenumfang von 102 Zentimeter das Risiko für Diabetes Typ 2 und eine Fettleber deutlich ansteigt – Zentimeter zählen also mehr als Kilos!

Ihren Taillenumfang können Sie dabei sehr leicht selbst bestimmen: Messen Sie Ihren Taillenumfang morgens vor dem Frühstück am unbekleideten Bauch etwa auf Höhe des Bauchnabels an der dicksten Stelle des Bauches. Achten Sie bitte darauf, dass Sie aufrecht und entspannt stehen und den Bauch nicht anspannen. Den Taillenumfang brauchen Sie auch, um später Ihren Fettleberindex, den sogenannten Fatty Liver Index, berechnen zu können (siehe Info-Kasten Seite 66).

Übergewicht und sichtbare Rettungsringe alleine reichen zur Erklärung der Fettleber-Epidemie allerdings nicht aus: Es gibt tatsächlich auch Personen, die von außen betrachtet sehr schlank sind, aber dennoch schon viel Fett in der Leber eingelagert haben. Wissenschaftler nennen diese Personengruppe TOFI (thin outside, fat inside), übersetzt also »außen dünn, innen fett«. Man schätzt, dass bis zu 10 Prozent der schlanken Erwachsenen zu den TOFIs gehören. Neben den klassischen Bierbauch-Kollegen gibt es also auch die Sixpack-Variante, der man die Fettleber nicht an der Lage der Bauchnabelspitze ansehen kann.

BODY-MASS-INDEX

Auf der Suche nach einem weltweit gültigen Maßstab, ab wann ein Mensch als zu dick eingestuft wird und mit gesundheitlichen Folgen zu rechnen hat, entwickelten Ärzte und Wissenschaftler den sogenannten Body-Mass-Index (BMI), der anhand des Körpergewichts und der Körpergröße in einer mathematischen Formel berechnet wird:

$$BMI = \frac{\text{Körpergewicht in kg}}{\text{Körpergröße in m}^2}$$

Ein 85 Kilogramm schwerer und 180 Zentimeter großer Mann hat einen BMI von 26,2 – damit wäre er leicht übergewichtig. Bewertet wird der BMI anhand folgender Richtgrößen:

- < 19   untergewichtig
- 19–25   normalgewichtig
- 25–30   übergewichtig
- > 30   fettleibig (adipös)

Der BMI nimmt als Berechnungsgrundlage das Gesamtgewicht des Menschen, ohne dabei den Fettanteil oder die Verteilungsmuster von Speckröllchen am Körper zu berücksichtigen. In den letzten Jahren kamen zunehmend Zweifel auf, ob der BMI als alleiniger Maßstab zur Bewertung des gesundheitlichen Risikos durch Übergewicht ausreichend ist.

Studien konnten zeigen, dass insbesondere das Fettverteilungsmuster entscheidend für gesundheitliche Folgeschäden wie Herzinfarkt oder Schlaganfall ist.

Dabei zeigt sich: Je größer die Speckrolle rund um Bauch und Taille, desto größer das Risiko. Wissenschaftler berechnen dazu die sogenannte Waist-to-hip-Ratio, also das Verhältnis vom Taillenumfang zum Hüftumfang, sowie die Waist-to-height-Ratio, also das Verhältnis von Taillenumfang zu Körpergröße.

Entscheidend scheint vor allem die Ausdehnung des Taillenumfangs zu sein: Das Risiko für eine Fettleber und Diabetes Typ 2 steigt bei Frauen ab einem Taillenumfang von 88 Zentimetern und bei Männern ab einem Taillenumfang von 102 Zentimetern deutlich an.

Verständlicher wird die Risikoabschätzung beim Vergleich mit dem Obstkorb: Der rundliche Apfeltyp mit Fettpolstern am Bauch hat ein höheres gesundheitliches Risiko durch sein Übergewicht als der Birnentyp mit Depots rund um die Hüfte, Po und Oberschenkel. Grund dafür ist die hohe metabolische und hormonelle Aktivität des Bauchfettgewebes.

Feindliche Fruktose

Der wichtigste Energielieferant unseres Körpers ist der Einfachzucker Glukose, der sehr schnell in die Blutbahn gelangt und die Organe mit Energie versorgt. Die Fruktose (Fruchtzucker) ist ebenfalls ein Einfachzucker und kommt, wie der Name schon sagt, vor allem in Früchten vor. Obst ist gesund, also ist auch der in den Früchten enthaltene Fruchtzucker viel gesünder als der »normale« Zucker – so dachten die Ernährungswissenschaftler lange. Noch vor 15 Jahren wurde Fruktose Diabetikern als Alternative zum normalen Haushaltszucker empfohlen und vielen Diabetiker-Lebensmitteln Fruktose als Süßstoff zugesetzt, da der Blutzucker bei der Einnahme von Fruktose deutlich langsamer ansteigt als bei Glukose.

Bei der Auswertung wissenschaftlicher Studien zeigte sich jedoch das Gegenteil: Fruktose wird vom menschlichen Organismus viel schneller in Fett umgewandelt als Glukose und begünstigt so die Entstehung von Adipositas und metabolischem Syndrom. Fruktose gilt daher heute nicht mehr als »gesunder Zucker«, sondern als Risikofaktor für die Entstehung einer Fettleber.

Der Grund: Fruktose kann im Gegensatz zu Glukose nicht in den Zuckerspeichern der Leber deponiert werden. Kommt es zu einem Überangebot an Fruktose, wird diese in der Leber in Fett umgewandelt und gespeichert. Fruktose bremst zudem die Fettverbrennung in der Leber und scheint die Regulation unseres Sättigungsgefühls nachhaltig zu beeinflussen.

Forscher der University of Florida untersuchten sechs Monate lang an Mäusen den Effekt von Fruktose auf den Stoffwechsel und das Fressverhalten der Tiere. Hierbei zeigte sich, dass die Mäuse durch die sechsmonatige Fruktoseernährung resistent gegen das Fettgewebshormon Leptin wurden. Leptin ist ein Hormon, welches auch im menschlichen Organismus das Sättigungsgefühl vermittelt. Die Folgen der Leptinresistenz: Die Mäuse hatten kein Sättigungsgefühl mehr, fraßen weiter, nahmen deutlich an Körpergewicht zu und zeigten deutlich erhöhte Blutfettwerte. Fruktose scheint also unser natürliches Sättigungsgefühl zu blockieren und damit zu einem stärkeren Hungergefühl und einer vermehrten Nahrungsaufnahme zu führen.

Fruchtzucker ist aber nicht gleich Fruchtzucker – und für unseren menschlichen Organismus macht es einen riesigen Unterschied, ob Fruktose in Form eines Apfels in unserem Stoffwechsel landet oder in Form von industriell hergestelltem

Fruchtzucker. Aus Angst vor Fruchtzucker sollte daher niemand auf die tägliche Portion Obst verzichten.

FRUKTOSE IST FÜR UNSERE LEBER GLEICH DREIFACH SCHÄDLICH:

- Fruktose blockiert unsere Sättigungshormone und führt dazu, dass wir trotz Nahrungsaufnahme noch mehr Appetit haben und noch mehr essen.

- Fruktose verhindert die Fettverbrennung in der Leber und fördert den Fettaufbau.
- Fruktose wird in der Leber in Fett umgewandelt und gespeichert.

Allerdings ist der Fruktosegehalt deutlich höher, wenn das Obst in Form von puren Obstsäften oder Smoothies in den Organismus gelangt. Auch gibt es Fruchtsorten mit einem hohen Fruktosegehalt wie beispielsweise Weintrauben (7,4 Gramm pro 100 Gramm), Äpfel und Birnen (circa 6 Gramm pro 100 Gramm) oder exotische Früchte wie Granatapfel oder Datteln. Sehr hohe Fruktosewerte finden sich auch in Honig (40 Gramm pro 100 Gramm) und in Trockenobst (mehr dazu in der Tabelle Seite 83).

Hauptverantwortlich für die Entstehung einer Fettleber ist jedoch nicht die in frischem Obst zu findende Fruktose, sondern die in industriell hergestelltem Zuckersirup enthaltene Fruktose, die Softdrinks und Fertigprodukte für unsere Leber zu einer süßen Zeitbombe werden lässt. Für Patienten mit einer Fettlebererkrankung gilt daher nicht Vorsicht bei Obst und Gemüse, sondern: Finger weg von der feindlichen Industrie-Fruktose!

In der Nahrungsmittelindustrie ist Fruktose deshalb so beliebt, weil sie in ihrer reinen Form doppelt so süß ist wie Glukose und sich billig herstellen lässt. Besonders preisgünstig und beliebt in der industriellen Herstellung von Nahrungsmitteln ist dabei der mit Fruktose angereicherte hochkonzentrierte Sirup aus Maisstärke (englisch High-Fructose Corn Syrup; HFCS), der einen Fruktoseanteil von bis zu 90 Prozent aufweist – im Vergleich dazu beträgt der Fruktoseanteil im normalen Haushaltszucker nur 50 Prozent. Je höher der Anteil an Fruktose ist, desto stärker ist die Süßkraft des Sirups und desto gehaltvoller ist auch der damit angereicherte Softdrink, Milchshake oder Fertigkuchen.

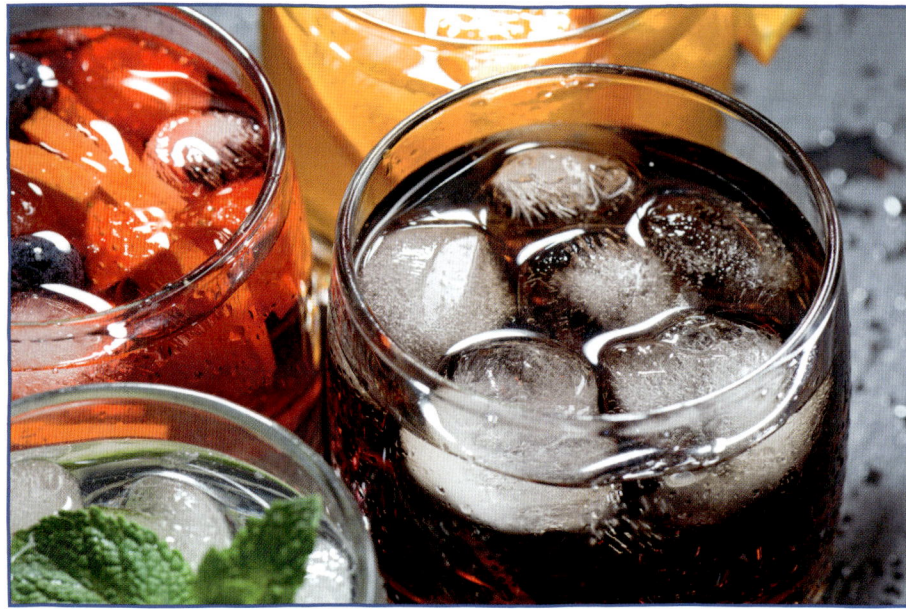

Softdrinks sind wahre Fruktosebomben und können zur Entstehung einer Fettleber führen.

Seit den 1970er-Jahren ist in den USA die Verwendung von HFCS um den Faktor 1.000 gestiegen – nicht zuletzt deswegen, weil in den USA der Import von Rohrzucker verzollt werden muss, die Maisproduktion jedoch subventioniert wird. Auch die Großkonzerne Coca-Cola und Pepsi sind in den USA auf HFCS als Süßmittel für ihre Softdrinks umgestiegen, deren steigender Konsum bei Kindern und Jugendlichen mit den steigenden Zahlen für Übergewicht und Fettleber in Zusammenhang gebracht werden.

Schätzungen gehen davon aus, dass etwa 30 Prozent der übergewichtigen Kinder bereits eine Fettleber haben. Insgesamt nehmen Erwachsene in den USA mittlerweile 12 Prozent ihres täglichen Energiebedarfs in Form von industriell hergestelltem Fruchtzucker auf. Wenn man nun die Kurven für den Anstieg des Fruktosegehalts in der Nahrung in den letzten 20 Jahren mit den gestiegenen Zahlen für Übergewicht, Diabetes und Fettlebererkrankungen in den USA vergleicht, wird einem der Zusammenhang mehr als deutlich vor Augen geführt.

Auch in Deutschland ist HFCS bereits in vielen Fertigprodukten, Soßen, Joghurt und Erfrischungsgetränken enthalten und je nach dem Verhältnis der beiden

Zucker zueinander als Glukose-Fruktose-Sirup oder als Fruktose-Glukose-Sirup deklariert. Und die Prognosen sind alles andere als süß: 2017 fallen die europäischen Zuckerquoten, welche bislang die Produktion von Zucker in der europäischen Union streng regulieren. Schätzungen der EU-Kommission gehen davon aus, dass dies bis zum Jahr 2024 zu einem fast vierfachen Anstieg von fruktosehaltigen Süßstoffen auf über zwei Millionen Tonnen pro Jahr in Europa führen wird.

Fazit: Der hohe Fruktosegehalt in unseren industriell hergestellten Lebensmitteln ist ein Hauptrisikofaktor für die Zunahme von Fettlebererkrankungen, metabolischem Syndrom und Diabetes weltweit.

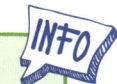

GÄNSELEBER – DIE FETTLEBER AUS DEM DELIKATESSENGESCHÄFT

Die Auswirkungen der Fruktose kann man bei einem Ausflug in das Reich der Tiere sehr anschaulich nachvollziehen. Noch immer steht die Gänseleber, die Foie gras, bei Feinschmeckern hoch im Kurs und wird teuer bezahlt. Dabei ist eine solche Gänseleber nichts anderes als eine Stopf-Fettleber, die durch Kohlenhydratmast der Gänse entsteht. Fett entsteht dabei also nicht durch Fett, sondern durch Zucker!

Dazu werden in speziellen Stopfmastbetrieben jungen Gänsen pro Tag etwa 1,5 bis 2 Kilo fetter Maisbrei per Rohr in den Gänsehals und Magen gedrückt. Der Mais wird dabei nicht nur aus Kostengründen gewählt, sondern weil die darin enthaltene Fruktose am besten zur Fettneubildung in der Gänseleber führt. Allerdings enden die meisten Gänselebe(r)n im Feinkostgeschäft, bevor durch den Tierarzt eine Leberzirrhose festgestellt wird. Diese Art der Produktion ist verständlicherweise in vielen Ländern aus Gründen des Tierschutzes verboten.

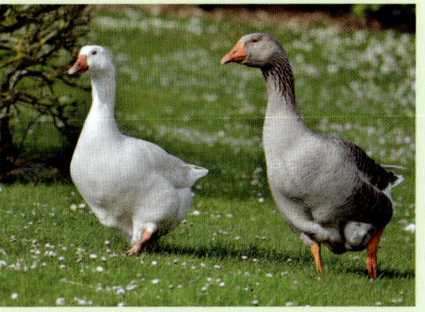

Die Kohlenhydrat-Mast führt zur Verfettung der Gänseleber.

Was bei der Gans also der Maisbrei per Zwangsernährung bewirkt, schafft der Menschen freiwillig mit Fruktosesirup in Fertigprodukten und Softdrinks. Die menschliche Leber wird damit aber nicht zur Delikatesse, sondern zur Problemzone.

Die Leber schluckt und schluckt – Alkohol als Lebergift

Steter Tropfen höhlt die Leber – und die Hohlräume füllen sich durch den Giftstoff Alkohol langsam, aber sicher mit Fettzellen. Das erscheint auf den ersten Blick nicht ganz logisch, weil Alkohol chemisch gesehen doch eigentlich als Fettlöser bekannt ist und uns in diversen Putzmitteln gute Dienste leistet, wenn der Fettfleck auf der Fensterscheibe weg muss. Dennoch ist Alkohol ein ganz wesentlicher Risikofaktor, wenn es im menschlichen Körper um die Entstehung einer Fettleber geht.

Die Leber ist als wichtigste Stoffwechsel-Managerin des Menschen ständig mit Giftstoffen konfrontiert – und der häufigste Giftstoff ist Alkohol (chemisch Ethanol, C_2H_5OH). Laut Angaben der Deutschen Hauptstelle für Suchtfragen e. V. sind die Deutschen wahre Weltmeister im alkoholischen Leberbelastungstest: Statistisch gesehen trinkt jeder Deutsche im Alter über 15 Jahren im Schnitt 9,6 Liter reinen Alkohol pro Jahr, das entspricht umgerechnet 106,9 Liter Bier, 20,7 Liter Wein, 3,9 Liter Schaumwein und 5,4 Liter Spirituosen.

Im Gegensatz zu anderen Nährstoffen kann Alkohol im menschlichen Körper nicht gespeichert werden – und daher muss die Leber ran, um diesen Giftstoff in unschädliche Stoffe zu zerlegen. Die Kapazität der Leber ist hierbei jedoch nicht unendlich: Die Leber schafft den Abbau von etwa 0,1 Gramm Alkohol pro Kilogramm Körpergewicht in der Stunde – bei einem 80 Kilogramm schweren Mann entspricht das einem Alkoholabbau von 8 Gramm pro Stunde. Dabei lässt sich die Leber nicht stressen: Egal wie hoch der Alkoholspiegel ist, die Abbaugeschwindigkeit bleibt immer gleich und damit auch die Belastung für unsere Entgiftungszentrale Leber.

Aus der getrunkenen Maß Bier oder dem Kölsch wird mehr als 90 Prozent des darin enthaltenen Alkohols schnell über die Schleimhaut des Magen-Darm-Traktes in die Blutbahn aufgenommen und über die Pfortader zur Leber transportiert. Nun muss die Leber zu Hochform auflaufen. Über mehrere Stoffwechselschritte wird Alkohol mithilfe von Enzymen zu Acetat (Essigsäure) zerlegt.

Dabei entsteht unter anderem das giftige Zwischenprodukt Acetaldehyd, das in größeren Mengen die Zellen der Leber massiv schädigen kann. Dies geschieht durch die Entstehung sogenannter freier Sauerstoffradikale, also aggressiver Verbindungen, die das Lebergewebe angreifen und Entzündungsreaktionen auslösen können. Bei solchen Entzündungsreaktionen werden Botenstoffe freigesetzt, die die Bildung von Bindegewebe in der Leber antreiben und so die Vernarbung des Gewebes fördern können.

Das Endprodukt des Alkoholabbaus – die Essigsäure – ist wiederum Grundbaustein für Fettsäuren. Damit erklärt sich auch, warum übermäßiger Alkoholkonsum über eine gesteigerte Fettsäuresynthese zu vermehrter Fettbildung führt, Bierbauch inklusive. Zudem fordert der Alkoholabbau die volle Aufmerksamkeit der Leber. Damit

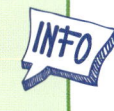

UM DEN ALKOHOLGEHALT EINES GETRÄNKS IN GRAMM ZU BERECHNEN, GILT FOLGENDE FORMEL:

Die Menge des Getränks in Milliliter (ml) x der Alkoholgehalt in Volumenprozent x 0,8 = Gramm reiner Alkohol

Konkret bedeutet dies:
Der Alkoholgehalt einer Flasche Bier mit 330 ml (4,8 % Vol.) beträgt
330 ml x (4,8 / 100) x 0,8 = 12,7 g Alkohol

Der Alkoholgehalt von einem Glas Wein mit 100 ml (11 % Vol.) beträgt
100 ml x (11/100) x 0,8 = 8,8 g Alkohol

bleibt weniger Zeit für andere Stoffwechselvorgänge in der Leber wie zum Beispiel der Abbau von Fettsäuren. Die Folge für die Leber: zu viel Fettneubildung, zu wenig Fettabbau – und damit ersäuft die Leber langsam, aber sicher im Fett …

Wie viel Alkohol braucht es nun genau, um eine Fettleber zu entwickeln? Diese Frage ist vor dem nächsten Oktoberfest zwar hochinteressant, aber schwierig exakt zu beantworten, da hier auch andere Risikofaktoren wie zum Beispiel Körperbau, genetische Veranlagung, Rauchen oder Ernährung eine Rolle spielen. Statistisch gesehen liegt die kritische Grenze aus Sicht der Wissenschaftler bei regelmäßig getrunkenem Alkohol am Tag für Frauen bei 20 Gramm, bei Männern bei 30 Gramm. Der Wert von 20 Gramm bei Frauen entspricht dabei etwa 0,2 Liter Wein oder 0,5 Liter Bier.

Wird regelmäßig mehr als diese angegebene Menge Alkohol über einen längeren Zeitraum konsumiert, so sind langfristig körperliche Folgen wie zum Beispiel Bluthochdruck, Herzerkrankungen oder eine Fettleber wahrscheinlich. Dabei handelt es sich jedoch um statistische Werte – die individuellen Grenzen können dabei von Person zu Person unterschiedlich sein und daher auch deutlich niedriger liegen.

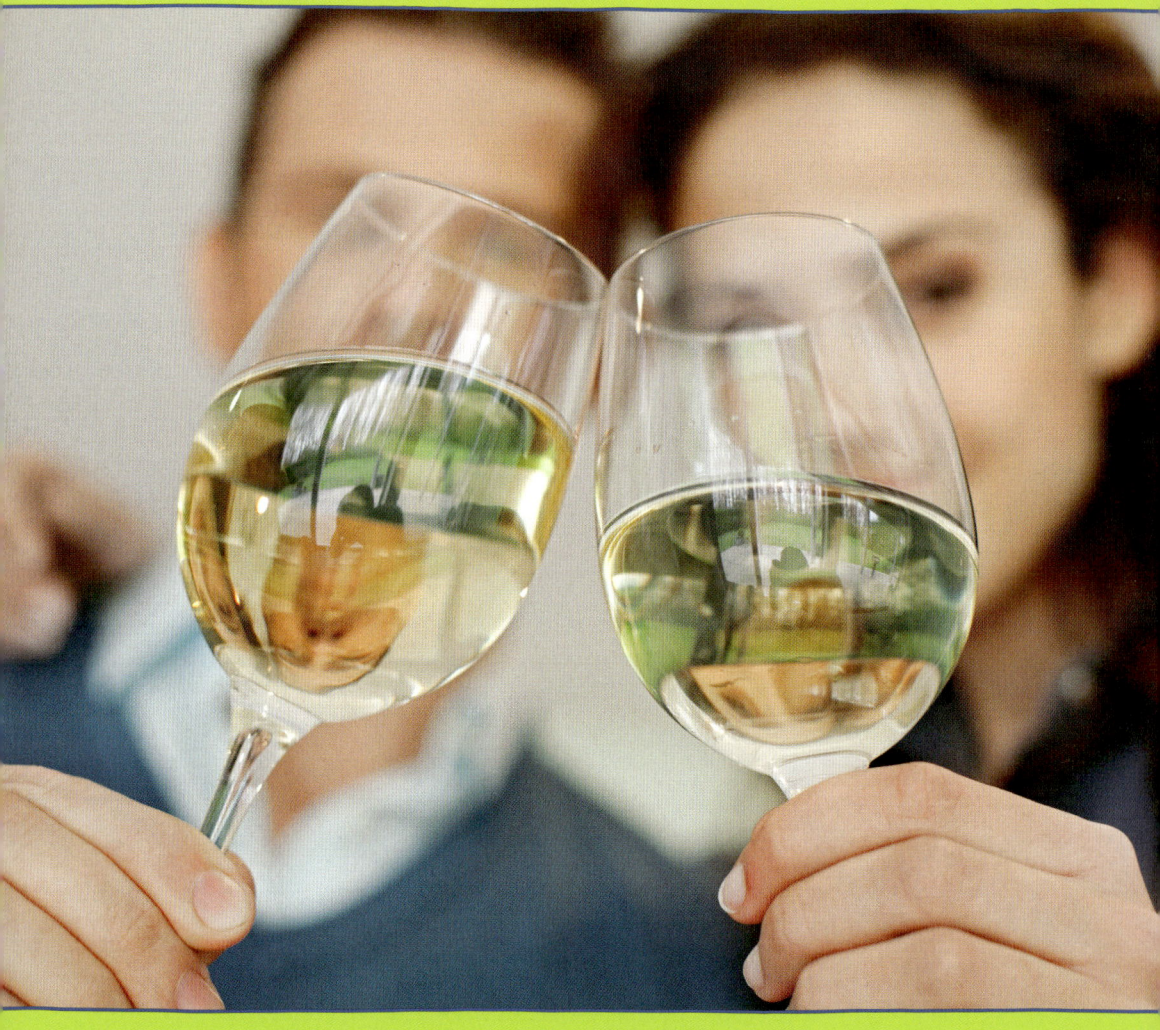

Die Leber leidet lange leise – Lebererkrankungen rechtzeitig erkennen und handeln

Die Leber ist ein geduldiges Organ – und leidet oft jahrelang leise und stumm vor sich hin, bevor durch körperliche Beschwerden oder erhöhte Blutwerte auffällt, dass die Leber Hilfe braucht. Da das Lebergewebe keine Nervenfasern enthält, spüren wir trotz fortgeschrittener Leberveränderungen meist keinen Schmerz. Müdigkeit und Leistungsabfall sind oftmals erste, aber unspezifische Symptome einer Lebererkrankung.

Schmerzlos schlapp

Viele Leberschäden werden erst relativ spät bemerkt – dies liegt vor allem daran, dass das Lebergewebe selbst keine Nerven besitzt und damit auch keine Schmerzsignale bei einer Entzündung oder Gewebsveränderung entstehen. Anders als beim Herzinfarkt bemerkt der Patient also nicht unmittelbar, dass das Organ kurz vor dem Kollaps steht. Das häufigste Warnsignal, das uns die Leber sendet, ist zunehmende Müdigkeit und Erschöpfung. In der Naturheilkunde gilt auch heute noch der Spruch »Die Müdigkeit ist der Schmerz der Leber«. Doch die wenigsten Patienten denken bei anhaltender Müdigkeit und einem Leistungsabfall zuerst an ihre Leber – sind doch die häufigen Geschäftsreisen und die langen Arbeitszeiten, die nicht vorhandene Work-Life-Balance Grund genug, sich müde und energielos zu fühlen.

Müdigkeit und Leistungsabfall sind oft die ersten Symptome einer Lebererkrankung.

Interessant ist dabei die Sichtweise der traditionellen chinesischen Medizin (siehe Info-Kasten Seite 59), die die Leber als Sitz von Vitalität und Energie betrachtet: Ohne ausreichende Leberfunktion kann die Lebensenergie Qi nicht fließen – und die Patienten sind müde und antriebslos.

Einige Patienten leiden auch unter einem dumpfen Druckgefühl im rechten Oberbauch, das durch eine Dehnung der Leberkapsel ausgelöst werden kann. Insbesondere bei einer starken Größenzunahme der Leber, zum Beispiel bei plötzlicher Anschwellung infolge einer Entzündung oder einer fortgeschrittenen Fettleber, kann es durch die Anspannung der Leberkapsel zu Druckschmerzen unter dem rechten Rippenbogen kommen. Weitere häufige, aber unspezifische Symptome bei Lebererkrankungen sind Blähungen und Verdauungsbeschwerden oder auch Konzentrationsstörungen und Migräne.

Erst wenn die Lebererkrankung weiter fortgeschritten ist und durch Zerstörung von Leberzellen die Funktion des Organs beeinträchtigt wird, kommt es zu typischen Beschwerden und Symptomen. Ist beispielsweise die Entgiftungsfunktion und damit der Abbau des roten Blutfarbstoffes Bilirubin in der Leber gestört, so kann sich Bilirubin in der Haut und in den Augen einlagern und diese gelb färben. Dies wird dann als Gelbsucht (in der Fachsprache Ikterus) bezeichnet.

Bei ausgeprägten Leberschäden – also beispielsweise der Leberzirrhose – führen die Funktionsausfälle im Stoffwechsel dann zu ernsthaften Komplikationen. So leiden Patienten mit Lebererkrankungen oftmals unter Störungen der Blutgerinnung, da die Leber die Gerinnungsfaktoren nicht mehr ausreichend produzieren kann. Spontanes Nasenbluten oder Zahnfleischbluten und blaue Flecken nach harmlosen Verletzungen können ein Warnsignal sein.

Durch die mangelnde Produktion von Eiweißen wie Albumin und Störungen im Hormonhaushalt kommt es zunehmend auch zu Wassereinlagerungen ins Gewebe (Ödeme) und in den Bauchraum (Aszites). Werden Giftstoffe wie Ammoniak nicht mehr entsorgt, so kommt es durch die zunehmende Anreicherung auch zu Konzentrationsstörungen, Vergesslichkeit und Bewusstseinsstörungen bis hin zum Koma. Ursache dieser Störungen im Gehirn ist die toxische Wirkung des steigenden Ammoniakgehalts auf Hirn- und Nervenzellen.

In fortgeschrittenen Phasen kommt es neben oft ausgeprägtem Juckreiz am ganzen Körper auch zu Hautsymptomen, wie zum Beispiel »Lebersternchen« im Brust- und Rückenbereich oder geröteten Handinnenflächen, die Zeichen einer Leberschädigung sein können. Hinzu kommen Störungen in der Hormonbildung der Leber, die zum Ausbleiben der Regelblutung bei Frauen und zu Potenzstörungen bei Männern führen können.

DIE LEBER ALS QUELLE DER LEBENSENERGIE IN DER TRADITIONELLEN CHINESISCHEN MEDIZIN

In der traditionellen chinesischen Medizin kommt der Leber eine ganz besondere Rolle zu – sie ist treibende Kraft des Organismus und sorgt dafür, dass das Qi, die Lebensenergie, frei fließen kann.

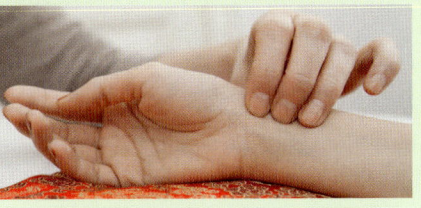

Die Lebensenergie kann bei Leberstörungen nicht frei fließen.

Ist der Fluss des Leber-Qi eingeschränkt und gerät ins Stocken (Stagnation), sind schmerzhafte Spannungs- und Völlegefühle, Kopfschmerzen und Migräne, Müdigkeit und Mangel an Energie die Folge. Auch Reizbarkeit und emotionale Anspannung werden mit einer Stagnation des Leber-Qi verbunden.

Interessanterweise wird auch das chronische Müdigkeitssyndrom (Chronic Fatigue Syndrome) von der chinesischen Medizin als Leberstörung interpretiert.

Laborwerte richtig verstehen

Um den Funktionszustand unserer Leber beurteilen zu können, braucht es heutzutage keine Leberschau und Orakel mehr, sondern ein modernes Labor, in dem Blutwerte bestimmt werden. Die Untersuchung des Blutes kann innerhalb weniger Stunden recht genaue Hinweise auf Art und Schweregrad einer Lebererkrankung geben. Man spricht hierbei meist von einer Untersuchung der Leberwerte oder Leberenzyme. Die wichtigsten Laborwerte bei Lebererkrankungen haben wir für Sie in der Tabelle auf Seite 61 zusammengefasst.

Enzyme sind wichtige Bestandteile der Stoffwechselvorgänge in der Leber und können im Falle von Zellschäden aus den Leberzellen in das Blut übertreten und in einer Laboruntersuchung bestimmt werden. Je nachdem, welche Enzyme im Blut erhöht sind und in welchem Grad, können Rückschlüsse auf die Art und das Ausmaß der Störung gezogen werden.

Zu den wichtigsten Leberwerten gehören die Leberenzyme Glutamat-Oxalacetat-Transaminase GOT (auch AST genannt) und die Glutamat-Pyruvat-Transaminase GPT (auch ALT genannt), die in den Leberzellen vorkommen und bei einer akuten Leberschädigung aus den Leberzellen in das Blut gelangen. Hohe Enzymwerte (insbesondere der GPT) sprechen für einen starken Leberzellschaden.

Ein weiteres wichtiges Enzym ist die Gamma-Glutamyl-Transferase (GGT), die unspezifischer ist und schon bei geringen Leberschäden freigesetzt wird. Häufige Ursachen für eine Erhöhung sind Medikamente, Alkoholkonsum, leichte Zellschäden oder ein Stau in den Gallenwegen. Blockiert beispielsweise ein Gallenstein den Abfluss von Galle aus den Gallenwegen in den Dünndarm, so kommt es zum Anstieg der Werte alkalische Phosphatase (AP) und GGT.

Zu den oft gemessenen Leberwerten gehören auch die Konzentration der Stoffwechselabfälle Bilirubin und Ammoniak im Blut, die bei erhöhten Werten Hinweis auf eine eingeschränkte Entgiftungsleistung der Leber geben können. Ein weiterer Wert ist der sogenannte Quick-Wert (INR-Test), der bei einer eingeschränkten Leberfunktion erniedrigt sein kann und eine Störung der Blutgerinnung anzeigt. Bei Patienten mit Verdacht auf Leberkrebs wird zudem der Tumormarker Alpha-1-Fetoprotein (AFP) gemessen.

DIE WICHTIGSTEN LABORWERTE BEI LEBERERKRANKUNGEN

Name		Bedeutung
GOT (AST)	Glutamat-Oxalace-tat-Transaminase	erhöht bei Schädigungen der Leberzellen, zum Beispiel durch Virushepatitis, Fettle-ber, Giftstoffe oder Leberzirrhose
GPT (ALT)	Glutamat-Pyruvat-Transaminase	
GGT	Gamma-Glutamyl-Transferase	Schon bei leichten Leberzellschädigun-gen erhöht, zum Beispiel Alkoholkonsum, Fettleber, Medikamente
Ammoniak		Kann bei eingeschränkter Leberfunktion erhöht sein
AP	alkalische Phosphatase	Kann bei Gallestau oder Erkrankungen der Gallenwege erhöht sein
Bilirubin		Kann bei Gallestau oder einer einge-schränkten Leberfunktion erhöht sein
Quick	auch INR-Test genannt	Marker der Blutgerinnung, kann bei einge-schränkter Leberfunktion erniedrigt sein
AFP	Alpha-1-Fetoprotein	Tumormarker, der bei Leberkrebs erhöht sein kann

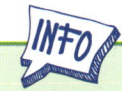

LEBERWERTE BEI DER FETTLEBER

Bei der einfachen Fettleber kann es zu einer leichten Erhöhung der GGT oder der Transaminasen GPT und GOT kommen, der Großteil der Patienten zeigt jedoch normale Laborwerte. Bei der Fettleberhepatitis (NASH) sind die Leberenzyme (GGT, GOT, GPT) meist erhöht, jedoch haben etwa 20 Prozent der Patienten normale Leberwerte. Liegt bereits eine Leberzirrhose vor, zeigt sich im Labor der zunehmende Funktionsausfall der Leber im fortge-schrittenen Stadium mit steigenden Bilirubin- und Ammoniakwerten sowie sinkenden Gerinnungswerten.

Weitere Diagnostik bei Lebererkrankungen

Das wichtigste und am meisten verwendete bildgebende Verfahren zur Untersuchung der Leber ist die Ultraschalluntersuchung (Sonografie). Durch die Verwendung von strahlungsfreien Ultraschallwellen kann sich der Arzt von außen ein Bild von der Leber machen und ihre Größe, ihre Gewebedichte sowie Gefäße und Gallengänge beurteilen. Bei einer Fettleber erscheint die Leber in der Ultraschalluntersuchung typischerweise deutlich heller, weil verfettetes Lebergewebe dichter ist und damit den Schall stärker reflektiert. Dieser Effekt zeigt sich jedoch erst ab einem relativen hohen Fettgehalt der Leber (etwa ab 30 Prozent Fett). Als Sonderform gibt es auch die Kontrastmittel-Sonografie, bei der dem Patienten zusätzlich ein Kontrastmittel gespritzt wird, um Veränderungen im Lebergewebe besser unterscheiden zu können.

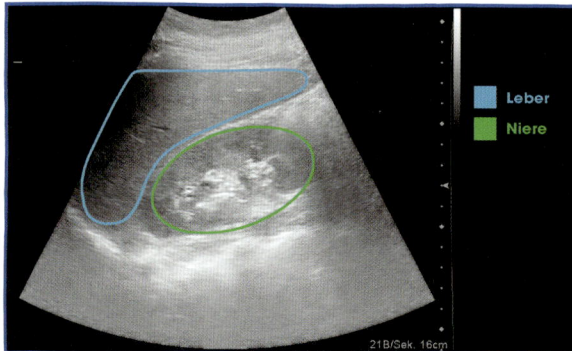

Auf dem Bild ist eine normale Leber zu erkennen, die eine ähnliche dunkle Farbe wie die darunterliegende Niere zeigt.

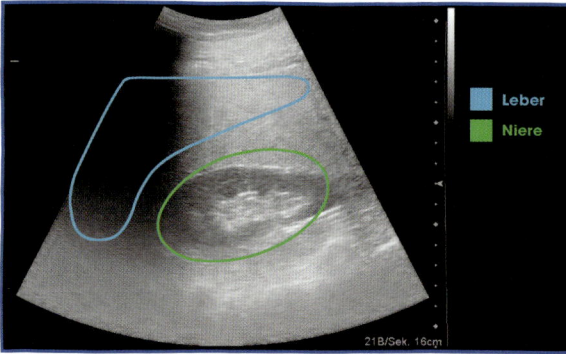

Das Bild zeigt eine Ultraschalluntersuchung der Leber bei einer 58-jährigen Patientin. Die Leber ist hier deutlich heller, weil das Lebergewebe verfettet und damit dichter ist.

(Bilder © Leberzentrum München)

Möchte man zusätzlich beurteilen, wie stark der bindegewebige Umbau der Leber (Fibrose) schon vorangeschritten ist, gibt es zwei neue ultraschallbasierte Techniken, die den Bindegewebsanteil in der Leber messen können, ohne gleich eine Leberbiopsie durchzuführen. Dies hat den Vorteil, dass ohne großen Aufwand und Risiken schon früh im Krankheitsverlauf mögliche Komplikationen einer Fettlebererkrankung erkannt werden können. Mit der Elastografie (FibroScan®) und dem Acoustic Radiation Force Imaging (ARFI) wird die Geschwindigkeit von Druckimpulsen im Lebergewebe mittels Ultraschall gemessen und damit die Elastizität, also die Dehnbarkeit des Lebergewebes, ermittelt. Je steifer das gemessene Lebergewebe ist, desto stärker ist bereits die Fibrose der Leber ausgeprägt. Ursprünglich wurde diese Technik für die französische Käseindustrie entwickelt, die den Reifegrad im Inneren des Käses beurteilen wollte, ohne den Camembert gleich aufzuschneiden. Und was beim Käse geht, geht auch bei der Leber.

WIE WIRD EINE FETTLEBER FESTGESTELLT?

Ihr behandelnder Arzt wird zunächst eine ausführliche Anamnese durchführen und Sie zu Ihren Beschwerden und Risikofaktoren (Alkohol, Ernährungsweise, Medikamente, Vorerkrankungen wie Diabetes) befragen.

Bei der körperlichen Untersuchung achtet er neben BMI, Taillenumfang und Blutdruck insbesondere darauf, ob eine Vergrößerung der Leber tastbar ist oder andere Zeichen einer Lebererkrankung (Gelbsucht, Leberhautzeichen, Bauchwasser) vorhanden sind. Mithilfe einer Blutuntersuchung im Labor wird bestimmt, ob die Leberenzyme im Blut erhöht sind oder andere Risikofaktoren wie ein erhöhter Blutzuckerspiegel oder erhöhte Blutfette vorliegen. Anhand der Blutwerte, BMI und Taillenumfang lässt sich dann der Fettleberindex (Fatty Liver Index, siehe Kasten Seite 66) berechnen.

In der Ultraschalluntersuchung wird die Dichte des Lebergewebes bestimmt – bei einem hohen Fettgehalt der Leber erscheint das Organ deutlich heller. Ist eine weitere Abklärung erforderlich, kann der Grad der Fibrose durch andere bildgebende Verfahren wie die MRT (Magnetresonanztomografie) oder eine Elastizitätsmessung der Leber bestimmt werden. Manchmal kann es auch notwendig sein, mithilfe einer Leberbiopsie Gewebe zu entnehmen und zu untersuchen.

Kann durch die Ultraschalluntersuchung kein eindeutiger Befund gestellt werden, kommen weitere bildgebende Verfahren zur Abklärung der Leber in Betracht. Hierzu gehören die Computertomografie und die Magnetresonanztomografie, die genauere Schnittbilder von der Leber liefern und damit Auffälligkeiten im Lebergewebe besser erkennen können. Spezielle Untersuchungen wie die ERCP (Endoskopisch retrograde Cholangiografie) oder MRCP (Magnetresonanz-Cholangiopankreatografie) werden eingesetzt, wenn Störungen der Gallenwege durch Entzündungen, Steine oder Tumore vorliegen.

Möchte man das Gewebe der Leber genauer untersuchen, ist manchmal auch eine Leberbiopsie indiziert. Hierbei wird nach örtlicher Betäubung der Bauchhaut des Oberbauches unter Ultraschallkontrolle mit einer langen Nadel durch die Haut in die Leber gestochen und ein kleines Stück Gewebe entnommen. Dieses Gewebestück wird dann in ein spezielles Labor (Pathologie) geschickt, wo dünne Schnitte des Lebergewebes angefertigt und in speziellen Verfahren eingefärbt werden. Der Gewebespezialist (Pathologe) kann anhand dieser Präparate dann nähere Aussagen dazu machen, wie stark eine Verfettung oder Entzündung der Leber fortgeschritten ist, ob bereits eine Fibrose oder Zirrhose vorliegt oder ob andere Ursachen von Zellschäden erkennbar sind.

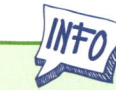

DIE LEBER SCHIEBT DIE KRISE … AUF FRANZÖSISCH

In Deutschland unbekannt, in Frankreich die Nationalkrankheit schlechthin: Die Leberkrise, la crise de foie! Dabei ist mit Leberkrise nicht ein Versorgungsengpass mit Gänseleber gemeint, sondern ein menschliches Krankheitsbild. Der angeblich häufigste Grund einer Krankschreibung in der französischen Allgemeinarztpraxis befällt fast jeden Franzosen ein- oder mehrmals im Leben. Hochsaison sind Weihnachten, Hochzeiten und andere ausgiebige Familienfeste, bei denen Austern, Schnecken in Kräuterbutter, Sahnetorten, Gänsestopfleber und andere Köstlichkeiten der französischen Küche gepaart mit den Produkten der heimischen Weinanbaugebiete am nächsten Tag zur Leberkrise führen: Schlechte Laune, Übelkeit, Oberbauchschmerzen, Völlegefühl, Kopfschmerzen und Antriebslosigkeit sind die Klassiker der Epidemie, die bislang die Staatsgrenzen nicht verlassen hat und auch in keinem medizinischen Lehrbuch zu finden ist …

Therapie der Fettleber

Für die Behandlung einer Fettleber gibt es bis heute leider noch keine Wunder-pille. Kein zugelassenes Medikament ist derzeit in der Lage, die Leber schnell von ihrem Fett zu befreien und die fettigen Problemzonen in Luft aufzulösen. Zahlrei-che pharmakologische Wirkstoffe (zum Beispiel Ursodesoxycholsäure, Obeticholsäure, Vitamin D, Omega-3-Fettsäuren und verschiedene Diabetesmedikamente) werden derzeit im Rahmen von Studien auf ihre Wirkung bei NAFLD, NASH und Fibrose untersucht und werden in Zukunft sicherlich neue Behandlungsmög-lichkeiten aufzeigen.

Die wichtigste Therapie besteht derzeit jedoch darin, die Ursachen für die Fett-leber zu stoppen: Bei der alkoholischen Fettleber bedeutet dies den Verzicht auf Alkohol, bei der NAFLD die Gewichtsreduktion und die konsequente Umstellung von Ernährung und Lebensstil. Oberstes Ziel der Therapie ist es, Komplikationen wie eine Fettleberentzündung oder eine Leberzirrhose zu vermeiden und die Ri-siken für die Entstehung eines Diabetes Typ 2 sowie von Herz-Kreislauf-Erkran-kungen so gering wie möglich zu halten. Nur wenn die Leber sprichwörtlich ihr Fett wegkriegt, kann der Stoffwechsel wieder ins Gleichgewicht kommen.

Für übergewichtige Patienten mit einer NAFLD konnte gezeigt werden, dass ein Gewichtsverlust von mehr als 5 Prozent des Ausgangsgewichts zu einem deutli-chen Rückgang des Fettgehalts in der Leber führt und dadurch die Entzündungs- und Umbauprozesse in der Leber aufgehalten werden können. Daher kommt der geeigneten Ernährungsweise und körperlichen Aktivität eine zentrale Rolle zu. Auch normalgewichtige Patienten mit einer Fettleber profitieren nachweislich von einer lebergesunden Umstellung des Lebensstils und der Vermeidung von Risikofaktoren.

Wie man die derzeitigen wissenschaftlichen Erkenntnisse rund um das Thema Fett-leber, Ernährung und Lebensstil in zehn Schritten im Alltag umsetzen kann, um aus der Fettleberfalle herauszukommen und die Leber zu schützen, erfahren Sie im folgenden Kapitel. Für Patienten mit zusätzlichen Risikofaktoren (wie zum Beispiel Diabetes, Fettstoffwechselstörungen oder Bluthochdruck) kann zudem eine beglei-tende medikamentöse Therapie mit Diabetesmedikamenten, Blutfettsenkern oder Blutdruckmedikamenten erforderlich sein. Lassen Sie sich von Ihrem behandelnden Arzt über die für Sie geeignete Therapieform informieren und beraten.

FATTY LIVER INDEX (FLI)

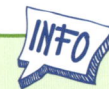

In den letzten Jahren wurden Berechnungsverfahren entwickelt, mit denen sich das Risiko einer Fettleber beziehungsweise einer Leberfibrose anhand von verschiedenen Parametern ermitteln lässt:

Der sogenannte Fatty Liver Index (FLI) wurde im Jahr 2006 von einer italienischen Arbeitsgruppe[1] entwickelt und soll rechnerisch ermitteln, wie hoch die Wahrscheinlichkeit für das Vorliegen einer Fettleber bei einem Patienten ist. Auf Basis von BMI (Body-Mass-Index), Taillenumfang sowie den Laborwerten der Triglyzeride und der Gamma-Glutamyl-Transferase (GGT) kann der Algorithmus mit einer Genauigkeit von etwa 80 Prozent angeben, wie hoch die Wahrscheinlichkeit für das Vorliegen einer Fettleber ist. Die Berechnungsformel ist kostenlos verfügbar unter www.fegato.it (orangefarbenes Feld rechts: »fatty liver index calculator« anklicken und Tabelle öffnen). Ab einem FLI von 60 ist die Wahrscheinlichkeit hoch, dass eine Fettleber vorliegt.

Eine zweite Berechnungsformel ist der NAFLD Fibrosis Score, der ebenfalls kostenfrei unter *www.nafldscore.com* zu finden ist und 2007 veröffentlicht wurde.[2] Hierbei wird berechnet, wie hoch das Risiko für eine fortgeschrittene Fettlebererkrankung mit bindegewebigem Umbau des Lebergewebes (Fibrose) ist. Als Parameter dienen neben Alter des Patienten die Höhe der Leberwerte GOT und GPT, die Anzahl der Blutplättchen und der Albuminwert im Blut, der BMI (Body-Mass-Index) sowie das Vorliegen eines erhöhten Nüchtern-Blutzuckerspiegels.

Beide Berechnungsformeln dienen zur Abschätzung des Risikos für eine Fettlebererkrankung und deren Komplikationen, ersetzen aber nicht die Abklärung und weitere Diagnostik durch den Arzt.

Quellen:
[1] **Bedogni G, Bellentani S, Miglioli L, et al.: The Fatty Liver Index: a simple and accurate predictor of hepatic steatosis in the general population. BMC Gastroenterol 2006; 6: 3**
[2] **Angulo P, Hui JM, Marchesini G, Bugianesi E, George J, Farrell GC, Enders F, Saksena S, Burt AD, Bida JP, Lindor K, Sanderson SO, Lenzi M, Adams LA, Kench J, Therneau TM, Day CP: The NAFLD fibrosis score: A noninvasive system that identifies liver fibrosis in patients with NAFLD Hepatology. 2007 Apr; 45 (4): 846-854**

Fettlebercheck – wie gefährdet ist Ihr wichtigstes Stoffwechsel-organ?

Möchten Sie wissen, wie hoch Ihr persönliches Risiko für eine Fettleber ist? Mit unserem einfachen Check können Sie in nur wenigen Minuten auch ohne genaue Kenntnis ihrer Laborbefunde herausfinden, ob Ihr Risiko für eine Fettlebererkrankung erhöht ist. Sie brauchen hierzu nur Ihren Taillenumfang und einige Informationen zu Ihrem Ernährungs- und Lebensstil.

Wichtig: Dieser Test ersetzt keine Beratung und Diagnostik durch den behandelnden Arzt. Auch uncharakteristische Symptome wie vermehrte Müdigkeit, Leistungsminderung und Konzentrationsstörungen, Druckgefühl im rechten Oberbauch oder Juckreiz und Hautveränderungen können Zeichen einer Leberfunktionsstörung sein. Suchen Sie daher bei anhaltenden Beschwerden einen Arzt auf und lassen Sie Ihre Leberwerte überprüfen.

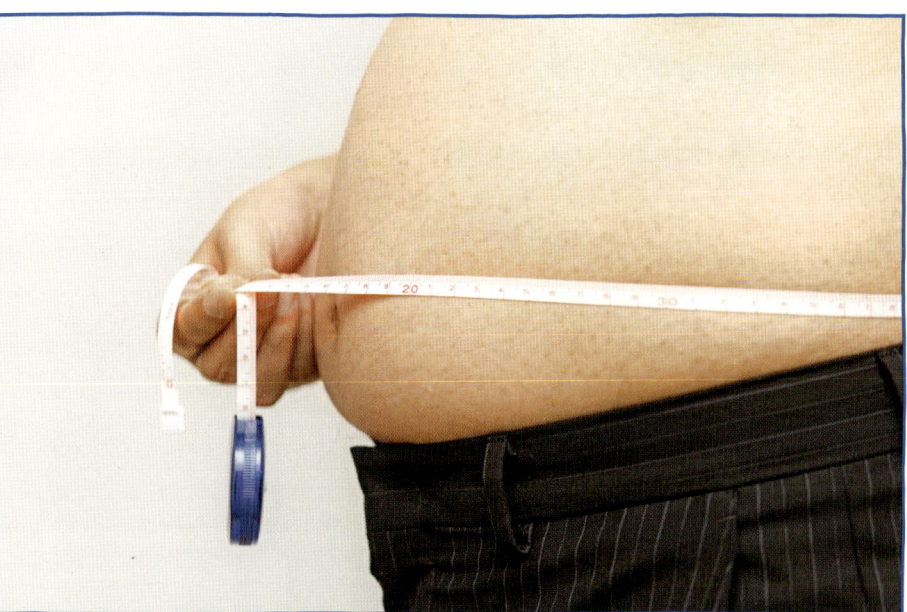

Ein vermehrter Taillenumfang erhöht das Risiko für eine Fettlebererkrankung.

FETTLEBERCHECK – WIE HOCH IST IHR RISIKO?

Welchen Taillenumfang haben Sie?

Taillenumfang Frauen:

< 88 cm	0
> 88 cm	3

Taillenumfang Männer:

< 102 cm	0
> 102 cm	3

Wie sehen Ihre Ernährungsgewohnheiten aus?

Meine Ernährung ist kalorienbewusst und besteht aus viel Obst, Gemüse und Eiweiß; ich meide Fast Food und Fertigprodukte.	0
Meine Ernährung ist mir eigentlich wichtig, fällt aber aus Zeitmangel im Alltag öfters zu fett oder zuckerhaltig aus.	2
Meine Ernährung besteht regelmäßig aus Fertigprodukten und Fast Food und enthält viel Zucker und Fett.	5

Trinken Sie Softdrinks (zum Beispiel Cola, Fanta, Spezi) oder andere fruktosehaltige Erfrischungsgetränke?

Nein	0
1- bis 2-mal wöchentlich	1
Täglich	2

Wie viel Alkohol trinken Sie?

Ich trinke keinen Alkohol oder maximal zweimal im Monat.	0
Gelegentlich, etwa 1- bis 2-mal pro Woche (aber dabei nicht mehr als 2 Gläser Bier oder Wein pro Tag).	1
Täglich mehr als 2 Gläser Bier oder Wein	2

Wie viel Sport und Bewegung haben Sie in Ihrem Alltag?

Ich übe eine hauptsächlich sitzende berufliche Tätigkeit aus und treibe selten oder nie Sport.	6
Ich übe eine hauptsächlich sitzende berufliche Tätigkeit aus und bewege mich in meiner Freizeit (Wandern, Fahrradfahren).	4
Ich übe eine hauptsächlich sitzende berufliche Tätigkeit aus, treibe aber mehrmals in der Woche Sport und achte auch im Alltag auf mehr Bewegung (zum Beispiel Treppensteigen statt Aufzugfahren).	2
Ich bin sowohl im Beruf, Alltag und in der Freizeit täglich sehr aktiv und in Bewegung.	0

Sind bei Ihnen erhöhte Blutzuckerspiegel oder Diabetes bekannt?	
Nein	0
Erhöhte Blutzuckerwerte	3
Diabetes	6
Sind bei Ihnen erhöhte Blutfettwerte bekannt?	
Nein	0
Ja	3
Sind bei Ihnen in den letzten zwei Jahren erhöhte Leberwerte (GOT, GPT oder GGT) gemessen worden?	
Nein	0
Ja	4

Auswertung:

0–8 Punkte: Ihr Risiko für eine Fettlebererkrankung ist eher gering. Behalten Sie Ihre gesunde Lebensweise bei, um Ihre Leber auch weiterhin optimal zu schützen.

9–15 Punkte: Sie haben ein leicht erhöhtes Risiko für eine Fettlebererkrankung – achten Sie auf genügend sportliche Aktivität und eine gesunde Ernährungsweise, um das Risiko für Fettablagerungen in der Leber zu reduzieren.

16–24 Punkte: Sie haben ein deutlich erhöhtes Risiko für eine Fettlebererkrankung. Sprechen Sie mit Ihrem Arzt über weitere diagnostische Maßnahmen, um den Zustand Ihrer Leber besser einschätzen zu können, und lassen Sie sich bezüglich Ihrer Ernährungsweise und der Reduktion weiterer Risikofaktoren beraten. Ihre Leber kann sich regenerieren – unterstützen Sie Ihr wichtigstes Stoffwechselorgan dabei durch Ihre Lebensweise.

25–32 Punkte: Ihr Risiko für eine Fettlebererkrankung ist aufgrund der genannten Risikofaktoren sehr hoch – lassen Sie sich dringend von einem Arzt untersuchen und behandeln.

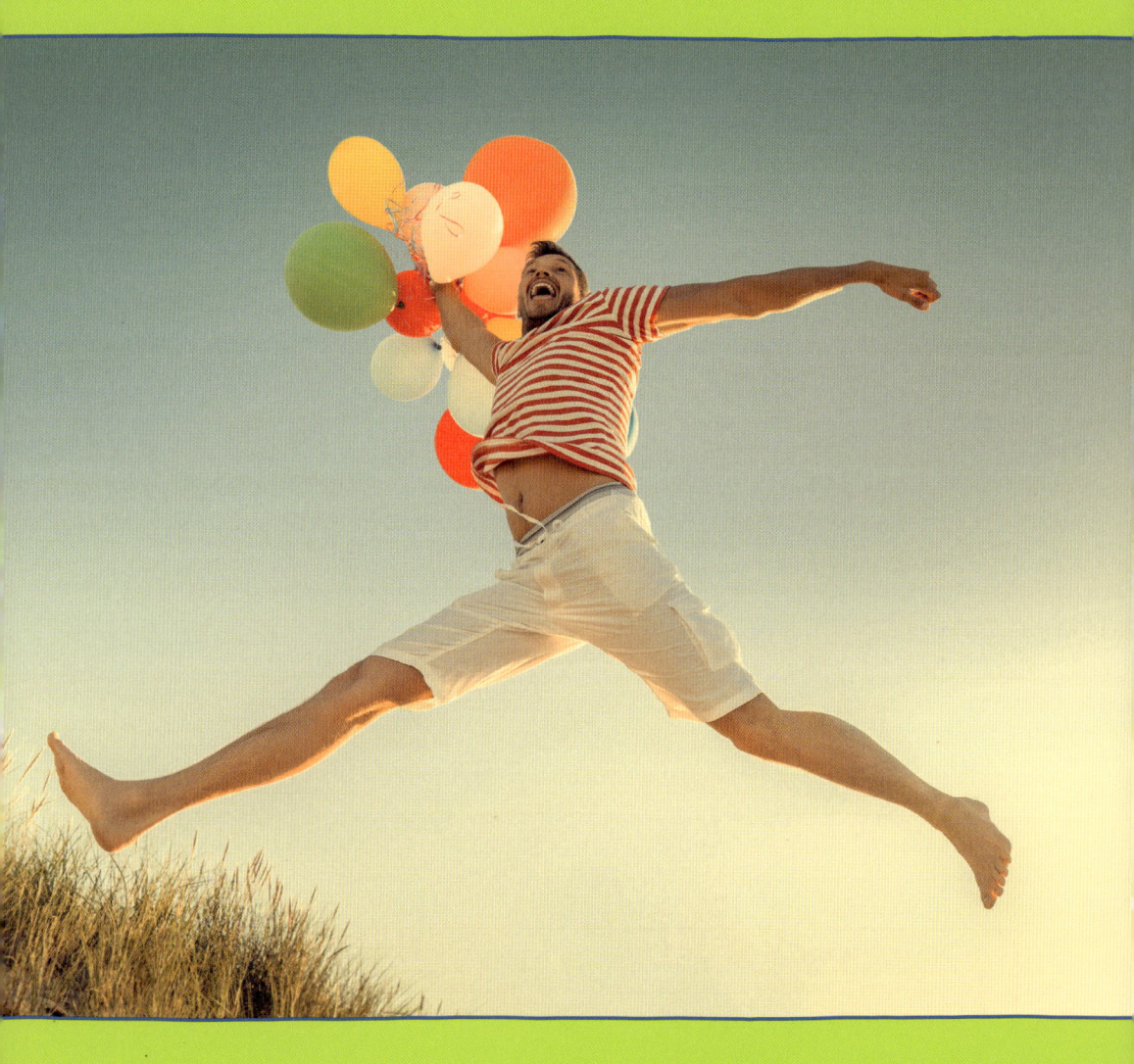

10 Schritte aus der Fettleberfalle

Die Leber kann sich regenerieren – sie braucht dazu aber unsere Hilfe. Die Umstellung von Ernährungsweise und Lebensstil ist Voraussetzung für eine Erholung des Lebergewebes und gleichzeitig die wirksamste derzeit verfügbare Therapie für die Fettleber.

Die gute Nachricht zuerst: Die Leber kann sich erholen und regenerieren und eine Fettleber ist nicht in Stein, sondern nur in Fett gemeißelt. Die Fettleber ist damit grundsätzlich ein umkehrbarer, also reversibler Zustand. Um als Stoffwechselorgan wieder voll einsatzfähig zu sein, muss die Leber jedoch ihre Fettdepots wieder loswerden.

Durch unseren Lebensstil können wir selbst dazu beitragen, die Leber in ihrer Regeneration zu unterstützen und wieder mehr Vitalität und Energie zu gewinnen. Die Entfettung der Leber ist zudem wichtigste Voraussetzung, weitere Komplikationen wie Fettleberentzündung, Fibrose oder Leberzirrhose zu vermeiden und der Entstehung von Diabetes und Herz-Kreislauf-Erkrankungen entgegenzuwirken.

Die Basis für eine Entfettung und Erholung des Lebergewebes ist eine nachhaltige Umstellung unserer Ernährung und Lebensweise, die unsere Leber aus dem Teufelskreis der Fettdepots herausholt und uns dafür wieder die Vitalität und Power eines regenerierten Stoffwechsels schenkt. Mit Ernährungsumstellung ist nicht die früher weitverbreitete Leberschonkost gemeint, die mit möglichst wenig Fett und Eiweiß bei so ziemlich allen Lebererkrankungen angewandt wurde.

Gemeint ist eine lebergesunde Vitalkost, mit der Ihre Leber ihr Fett wegbekommt und Sie auch das eine oder andere Speckröllchen des bösen Bauchfettes verlieren. Wichtig ist dabei nicht nur eine Reduktion der Kalorienzahl, sondern auch eine lebergesunde Zusammenstellung der Makronährstoffe: Wenn wir uns an das Bild der Gänsestopfleber erinnern, wird verständlich, warum zu viel Kohlenhydrate und zu viel Fruktose in Form von Softdrinks und Snacks uns tierisch auf die Leber gehen können. In unserem Rezeptteil (ab Seite 108) finden Sie daher schmackhafte Anregungen, um sich aus der Fettleberfalle zu kochen und natürliche Leberschutzstoffe auf den Teller zu bringen.

Klar ist auch, dass sportliche Aktivität die Fettleber ganz heftig ins Schwitzen bringen kann und dazu beiträgt, den Fettgehalt der Leber zu senken und die Stoffwechsellage zu verbessern. Regelmäßige körperliche Aktivität in Form von Ausdauer- und Krafttraining gehört daher ebenso zu einem lebergesunden Lebensstil wie der Verzicht auf Rauchen und übermäßigen Alkoholkonsum.

Die folgenden zehn Schritte basieren auf den neuesten wissenschaftlichen Erkenntnissen und möchten Ihnen auf Ihrem Weg aus der Fettleberfalle helfen:

FAST FOOD UND LEBERGESUNDHEIT

Als Motivation für die Umstellung unserer Ernährungsgewohnheiten und unseres Lebensstils hilft vielleicht ein sehr eindrückliches Ergebnis einer schwedischen Forschergruppe aus dem Jahr 2008. Stergios Kechagias und sein Team von der Linköping-Universität konnten damals zeigen, wie zu viel Fast Food und zu wenig Bewegung die Leber schon innerhalb von vier Wochen in die Knie zwingen können.

In ihrer Studie untersuchten sie 18 gesunde junge Menschen, die einen Monat lang mindestens zwei Mahlzeiten pro Tag in einem Schnellrestaurant zu sich zu nahmen und ihre Bewegung auf weniger als 5.000 Schritte pro Tag reduzierten. Eine Vergleichsgruppe mit gleichen Körpermaßen, Alter und Gesundheitszustand führte während der Beobachtungszeit ihr Leben und ihre Ernährungsgewohnheiten normal weiter.

Von den 18 gesunden Menschen der Fast-Food-Gruppe wiesen elf bereits nach Ablauf von vier Wochen stark erhöhte Leberwerte auf: Das Leberenzym GPT war mehr als vierfach erhöht und zeigte damit einen so starken Leberschaden an, der sonst nur bei Personen mit regelmäßigem hohem Alkoholkonsum beobachtet wird. Ursache für diese extremen Anstiege war die Gewichtszunahme und besonders die gesteigerte Aufnahme von Zucker und Kohlenhydraten. In den vier Wochen Beobachtungsdauer entwickelte ein Studienteilnehmer eine Fettleber, die anderen zeigten bereits deutlich erhöhte Anteile von Fett in den Leberzellen.

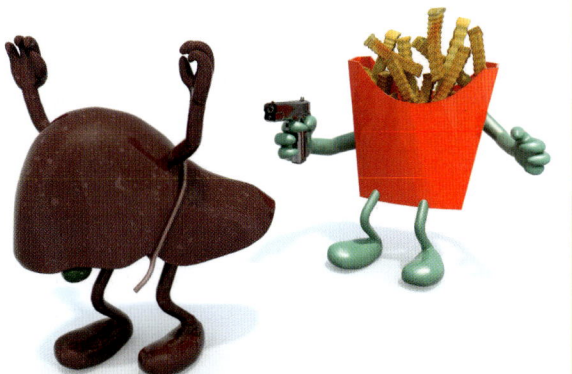

Fazit: Für unsere Leber ist Fast Food und Bewegungsmangel ebenso gefährlich wie starker Alkoholgenuss – machen Sie sich also auf den Weg raus aus der Fettleberfalle!

Stoppen Sie den täglichen Überfall auf Ihre Leberzellen!

Übersicht: 10 Schritte aus der Fettleberfalle

1. Lebergesunde Vitalkost – so kriegt die Leber ihr Fett weg

Damit die Leber ihre Fettdepots abbauen kann, braucht es eine nachhaltige Ernährungsumstellung und Gewichtsreduktion. Weniger Kohlenhydrate und ungesunde Fette sind dabei für die Erholung der Leberspeicher und den Stoffwechsel von großer Bedeutung. Ideen für eine lebergesunde Vitalkost finden Sie in unserem Rezeptteil (siehe ab Seite 108).

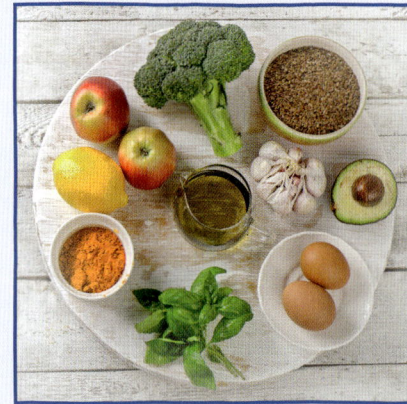

Lebergesunde Vitalkost: Kochen Sie sich aus der Fettleberfalle!

2. Finger weg von Fruktose

Fruktose schadet unserer Leber, indem sie die Fettproduktion in der Leber erhöht und unsere Sättigungshormone blockiert. Vermeiden Sie industriell hergestellten Fruktosesirup, der in Softdrinks, Erfrischungsgetränken und Fertigprodukten enthalten ist. Vorsicht gilt auch bei Obst-Smoothies und puren Fruchtsäften, die wahre Fruktosebomben sein können. Für frisches Obst gilt Entwarnung – dies ist nach wie vor wichtiger Bestandteil einer vollwertigen Ernährung.

3. Fett für die Fettleber

Fettleber heißt nicht kompletter Verzicht auf Fett – aber Verzicht auf falsches Fett. Vermeiden Sie gesättigte Fettsäuren und Transfette und erhöhen Sie stattdessen den Anteil von Omega-3-Fettsäuren in Ihrer Ernährung.

4. Körperliche Aktivität – die Leber ins Schwitzen bringen

Regelmäßige körperliche Aktivität kann den Fettgehalt der Leber nachweislich reduzieren und vor Komplikationen wie NASH und Fibrose schützen. Empfohlen werden 150 Minuten körperliche Aktivität pro Woche, also etwa fünfmal pro Woche eine halbe Stunde moderates Ausdauer- und/oder Krafttraining.

5. Trinken – viel, aber richtig

Achten Sie auf eine ausreichende Trinkmenge von mindestens zwei Liter pro Tag. Besonders geeignet sind Wasser, ungesüßter Tee oder Kaffee. Reduzieren

Sie Ihren Alkoholkonsum auf ein moderates Maß (10 Gramm pro Tag bei Frauen, 20 Gramm pro Tag bei Männern) und legen Sie regelmäßig alkoholfreie Tage ein – oder verzichten Sie am besten ganz darauf.

6. Kaffee als Leberschutz

Regelmäßiger Kaffeekonsum wirkt sich positiv auf die Leber aus und schützt vor Fibrose. Die Fachgesellschaften empfehlen Patienten mit einer Fettlebererkrankung etwa drei bis vier Tassen Kaffee täglich zu genießen.

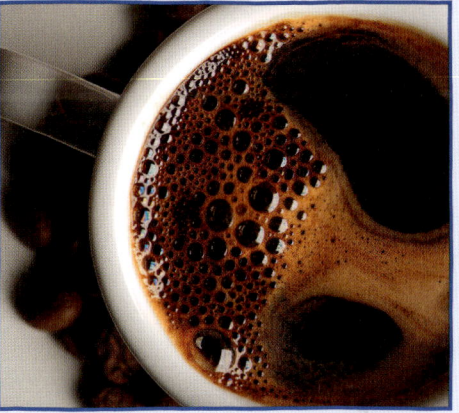

Regelmäßiger Kaffeekonsum kann die Leber schützen.

7. Rauch-Stopp = Fibrose-Stopp

Diese Formel ergibt sich aus der Tatsache, dass rauchende Fettleberpatienten häufiger eine Fibrose entwickeln als Nichtraucher.

8. Regeneration mithilfe der Natur

Hilfe für den Regenerationsprozess in der Leber gibt es auch aus der Natur: Pflanzenstoffe wie beispielsweise Mariendistel und Artischocke können helfen, das Lebergewebe zu revitalisieren. Leberschutzstoffe kann man auch auf den Teller holen: Artischocken oder Salate mit Bitterstoffen sind gesund und schmecken.

9. Schützen Sie Ihre Leber

Eine vorgeschädigte Leber benötigt Schutz vor weiteren Angriffen. Eine Impfung gegen Hepatitis A und B sowie Vorsicht bei der Einnahme von Medikamenten und Pflanzenpräparaten sind daher wichtig.

10. Nehmen Sie Ihre Fettleber nicht auf die leichte Schulter

Eine Fettleber ist kein harmloser Zufallsbefund, sondern kann zu ernsthaften Komplikationen führen. Begeben Sie sich daher in ärztliche Behandlung und lassen Sie den Zustand Ihrer Leber regelmäßig kontrollieren und sich beraten. Patienten mit NAFLD haben ein erhöhtes Risiko für Diabetes und Herz-Kreislauf-Erkrankungen – zusätzliche Risikofaktoren wie Bluthochdruck, erhöhte Blutfettwerte oder erhöhte Blutzuckerwerte bedürfen daher einer ärztlichen Kontrolle und Therapie.

1. Lebergesunde Vitalkost – so kriegt die Leber ihr Fett weg

Damit die Leber ihr Fett wegkriegt, muss unser Organismus zunächst einmal Ballast abwerfen: Gewichtsreduktion und eine Umstellung der Ernährungsweise sind die derzeit effektivsten verfügbaren Methoden, um die Fettspeicher der Leber zu leeren. Aus aktuellen Studien wissen wir, dass eine Gewichtsreduktion von über 5 Prozent bereits zu einer messbaren Abnahme des Leberfettgehaltes führt. Als schöner Nebeneffekt der Gewichtsreduktion verbessert sich auch die Insulinempfindlichkeit von Muskel- und Leberzellen, die uns vor der Entwicklung von Diabetes schützt. Für die meisten Fettleberpatienten empfehlen die Fachgesellschaften keine Radikalkur, sondern einen langfristigen und kontinuierlichen Gewichtsverlust von 0,5 bis 1,0 Kilogramm Körpergewicht pro Woche – erreichbar durch vermehrte körperliche Aktivität, eine reduzierte Aufnahme von Kalorien und eine lebergesunde Vitalkost. Um Sie auf Ihrem ersten großen Schritt aus der Fettleberfalle zu unterstützen, haben wir Ihnen abwechslungsreiche Rezeptideen zusammengestellt (siehe ab Seite 108), mit denen Sie die Fettspeicher der Leber leeren und Ihren Stoffwechsel revitalisieren können. Zudem erhalten Sie Informationen über lebergesunde Nahrungsmittel und Anregungen für eine nachhaltige Umstellung Ihrer Ernährungsgewohnheiten, um Ihre Leber langfristig zu entfetten und zu schützen.

Die wichtigsten Grundregeln der lebergesunden Vitalkost:

• Weniger Kalorien sind mehr: Um messbare Erfolge bei Ihrem Bauchumfang und für Ihre Leber zu erzielen, muss in der Anfangsphase die tägliche Kalorienzufuhr reduziert werden. Die Rezepte der lebergesunden Vitalkost sind daher für 14 Tage so berechnet, dass Sie durch Frühstück, Mittagessen und Abendessen eine Kalorienaufnahme von maximal 1.200 Kilokalorien pro Tag erreichen und damit den übervollen Speichern der Leber eine Auszeit gönnen können, ohne zu hungern. Je nach Ausgangsgewicht und täglichem Kalorienverbrauch kann die Gesamtkalorienzahl pro Tag dann nach zwei Wochen individuell angepasst werden.

• Nicht nur die absolute Kalorienzahl ist für die Erholung der Leber entscheidend, sondern auch die Zusammensetzung der Nährstoffe. Nicht nur die Geschichte von der Gänsefettleber, sondern auch zahlreiche Studien der letzten Jahre belegen sehr eindrucksvoll, dass eine kohlenhydratreduzierte Kost (und insbesondere die Reduktion von Fruktose) zu einer deutlich höheren Abnahme der Fettansammlungen in der Leber führen kann als rein fettreduzierte Diätformen. Um unsere menschliche Leber daher keiner weiteren Kohlenhydrat-Mast auszusetzen, enthält die lebergesunde Vitalkost deutlich weniger Kohlenhydrate (maximal 65 Gramm pro Tag) und bevorzugt gleichzeitig gesunde Ballaststoffe und Vollwertprodukte anstelle von raffiniertem Zucker und stark fruktosehaltigen Nahrungsmitteln (siehe Info-Kasten Seite 83). Die lebergesunde Vitalkost enthält zudem einen höheren Anteil an Eiweißen als hochwertige Energieträger und achtet auf die Verwendung von lebergesunden ungesättigten Omega-3-Fettsäuren anstelle von ungesunden gesättigten Fettsäuren in zu hohen Mengen.

- Wichtig für den Leberstoffwechsel und die Normalisierung der Insulinausschüttung ist auch die zeitliche Verteilung der Makronährstoffe über den Tag: Bei gleicher Gesamtkalorienzahl ist die Leber am meisten

> **Lebergesunde Vitalkost = eine kohlenhydratreduzierte und fettbewusste Ernährung mit vielen gesunden Leberschutzstoffen.**

durch die Aufnahme zucker- und fetthaltiger Snacks und Getränke zwischen den Mahlzeiten gefährdet und nicht durch die drei großen Hauptmahlzeiten am Tag. Ernährungsphysiologisch macht dies durchaus Sinn – die Leber braucht Verschnaufpausen ohne ständige Insulinausschüttung, um die aufgenommenen Nährstoffe verarbeiten und die Speicher entleeren zu können. Daher finden Sie in unserem Rezeptteil auch keine Zwischenmahlzeiten, sondern nur drei große Mahlzeiten und den Hinweis, das Abendessen möglichst nicht nach 18 Uhr einzunehmen – gönnen Sie Ihrer Leber eine möglichst lange Fastenpause bis zum Frühstück am nächsten Morgen.

- Leberschutzstoffe auf den Teller: Die Natur bietet zahlreiche Nahrungsmittel, die nicht nur lebergesund, sondern auch schmackhaft sein können. Die lebergesunde Vitalkost integriert daher natürliche Leberschutzstoffe in unsere tägliche Ernährung. Generell enthalten Obst und Gemüse viele gesunde Polyphenole, die antientzündliche Wirkungen haben und daher fester Bestandteil der lebergesunden Vitalkost sind. Weitere wichtige Lieferanten von Leberschutzstoffen sind natürliche Vitamin E-Quellen wie Olivenöl, Rapsöl, Nüsse oder Fischsorten wie Hering, Makrele oder Lachs. Aber auch Johannisbeeren, Avocado, Paprika oder grünes Blattgemüse enthalten viel Vitamin E und können den Speiseplan bereichern.

Zu den wichtigen Leberschutzstoffen gehören auch die Bitterstoffe. Diese entlasten Ihre Leber, indem sie die Gallenproduktion steigern und hohe Blutfettwerte senken können. Besonders reich an diesen bitteren, aber wirksamen Stoffen sind Salate und Gemüse wie Chicorée, Radicchio, Endivien, Löwenzahn, Rucola, Artischocken oder Rosenkohl. Lassen Sie sich durch die Rezeptideen anregen, natürliche Leberschutz-stoffe auf den Teller zu bringen, um damit Ihre Leber in ihrem Regenerationsprozess zu unterstützen.

Einige Beispiele für den Kohlenhydratanteil verschiedener Nahrungsmittel finden Sie hier:

NAHRUNGSMITTEL	KOHLENHYDRATE (G/100G)
Beispiele Getreideprodukte:	
Cornflakes	79,1
Weizenmehl (Type 405)	79,9
Weißbrot	49
Roggenvollkornbrot	39
Müsli mit Trockenobst und Nüssen	60,4
Puffmais (Popcorn)	67,2
Linsen	40,6
Pommes frites	33
Teigwaren (ohne Ei), gegart	30,4
Reis, geschält und gegart	20,5
Kartoffeln, gekocht	15
Beispiele zuckerhaltiger Produkte:	
Zucker	99,8
Kakaopulvergetränk löslich	77,4
Konfitüre/Marmelade	70,8
Nuss-Nougat-Creme süß	54,0
Schokolade	54,1

Studien berichten von beachtlichen Erfolgen durch sehr niedrig-kalorische Diäten (< 1.000 Kilokalorien pro Tag), die oft auf Formula-Basis durchgeführt werden und innerhalb von zwei Wochen zu einer deutlichen Gewichtsabnahme und Verbesserung der Insulinresistenz und Fettleber führen. Solche eingreifenden Fastenprogramme sollten nur unter ärztlicher Aufsicht durchgeführt werden. Zudem braucht es nach der Fastenphase ein langfristiges Konzept zur Ernährungsumstellung, da sich die Fettdepots sonst sehr schnell wieder auffüllen. Hierbei können unsere Rezeptideen zur lebergesunden Vitalkost eine schmackhafte und ernährungsbewusste Anleitung sein.

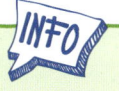

KOHLENHYDRATE EINSPAREN

Kohlenhydrate sind in einer ganzen Menge von Lebensmitteln enthalten – insbesondere in Getreideprodukten wie Brot und Nudeln, und zuckerhaltige Produkte weisen einen hohen bis sehr hohen Kohlenhydratanteil auf.

Bei stark übergewichtigen Patienten reicht die Änderung des Lebensstils mit viel Bewegung und kalorienreduzierter Kost oftmals nicht aus, um starkes Übergewicht mit Leberverfettung in den Griff zu bekommen. Für diese Patienten kann eine sogenannte bariatrische Operation eine Möglichkeit sein, die Leber zu entlasten und die Entwicklung eines Diabetes zu vermeiden. Bei diesen Operationen wird durch einen chirurgischen Eingriff das Volumen des Magens verkleinert beziehungsweise die Strecke für die Nahrungs- und Kalorienaufnahme im Verdauungstrakt verringert, sodass bereits kleine Nahrungsportionen zu einem Sättigungsgefühl führen oder die Nahrungsaufnahme im Dünndarm reduziert wird (zum Beispiel Magenband-OP oder Magenbypass). Die Folge: Insgesamt werden weniger Nährstoffe aufgenommen, die Patienten verlieren damit langfristig deutlich an Gewicht und reduzieren damit nachhaltig das Risiko für Folgeerkrankungen. Personen mit starkem Übergewicht sollten sich daher von ihrem behandelnden Arzt über solche Therapiemöglichkeiten und deren Vor- und Nachteile beraten lassen.

Für manche stark übergewichtige Patienten mit einer Fettleberentzündung (NASH) kann diese Therapie sehr positive Effekte auf die Leber haben. In Studien konnte gezeigt werden, dass bei über 80 Prozent der adipösen Patienten mit einer NASH nach einer erfolgreichen Gewichtsreduktion durch die bariatrische Operation die Entzündung in der Leber zur Abheilung kam und auch die Bindegewebsvermehrung (Fibrose) gestoppt werden konnte. Damit sinkt langfristig auch das Risiko für eine Leberzirrhose und Leberkrebs.

Lebergesunde Vitalkost

NAHRUNGS- MITTEL	DAS MAG DIE LEBER GERNE	DAS MAG DIE LEBER NICHT SO GERNE
Gemüse	Salate mit hohem Anteil an Bitterstoffen (Chicorée, Radicchio, Endivien, Artischocken oder Löwenzahn), Rosenkohl, Zucchini, Radieschen, Paprika, Karotten, Gurken, Bohnen und Linsen	Mais, Süßkartoffel
Obst	Aprikosen, Brombeeren, Clementinen, Erdbeeren, Kiwi, Grapefruit, Heidelbeeren, Himbeeren, Johannisbeeren, Mangos, Nektarinen, Papaya, Orangen, Pflaumen, Pfirsiche, Stachelbeeren, Wassermelonen	Obst-Smoothies, Weintrauben, Kirschen, Ananas, Äpfel, Birnen, Datteln, Feigen, Trockenobst, gezuckerte Obstkonserven
Fette und Öle	Olivenöl, Rapsöl, Leinöl, Walnussöl, Weizenkeimöl	Palmfett, Schmalz, Distelöl, Sonnenblumenöl
Nüsse und Samen	Chiasamen, Leinsamen, Walnüsse, Haselnüsse, Cashewkerne	Erdnüsse, gesalzene oder gesüßte Fertigmischungen
Getränke	Wasser, Tee und Kaffee ohne Zucker	Softdrinks, pure Fruchtsäfte, Alkohol

NAHRUNGS-MITTEL	DAS MAG DIE LEBER GERNE	DAS MAG DIE LEBER NICHT SO GERNE
Getreideprodukte, Brot- und Backwaren	Vollkornprodukte, Dinkel, Hafer, Gerste, Roggen, Müsli ohne Zucker, Vollkornnudeln, Vollkornreis, Pellkartoffeln/Salzkartoffeln	Weißmehlprodukte, Hefegebäck, Blätterteig, Croissants, Pommes, Kroketten, Kartoffelbrei, Pfannkuchen, Kartoffelpuffer, Fast Food, süße Backwaren, Salzgebäck, Chips
Milchprodukte	Milch und Naturjoghurt (3,5 % Fett), Speisequark (bis 20 %), magere Käse- und Frischkäsesorten	Sahne, Crème fraîche, Doppelrahmfrischkäse, Käse mit hohem Fettgehalt (> 45 % i. Tr.), Pudding, gesüßte Quark- und Joghurtprodukte, Kakaozubereitungen
Fleisch und Wurstwaren	2- bis 3-mal wöchentlich: mageres Hühner- und Putenfleisch, Aspik, Corned Beef, Rinderfilet	Speck, Mettwurst, Blut- und Leberwurst, fette Wurstsorten wie Mortadella, Salami und Fleischwurst, Leberkäse
Fisch	Mindestens 2-mal wöchentlich: Fischsorten mit hohem Anteil an gesunden Omega-3-Fettsäuren: Makrele, Lachs, Hering, Thunfisch; darüber hinaus eignen sich auch Fischsorten mit geringem Fettanteil: Seelachs, Kabeljau, Scholle oder Hecht	Fischprodukte und Meeresfrüchte in Mayonnaise oder Sahnesoße, panierte Produkte, Ölsardinen

2. Finger weg von Fruktose

Fruktose schadet unserer Leber nachhaltig, indem sie den Fettaufbau fördert und unser natürliches Sättigungsgefühl aus dem Gleichgewicht bringt. Gerade wenn wir Gewicht reduzieren wollen, sind wir darauf angewiesen, uns nach einer Mahlzeit satt zu fühlen und nicht mit Heißhungerattacken vor dem Kühlschrank auf und ab zu laufen.

Um unsere Leber zu entfetten und unserem gesamten Stoffwechsel etwas Gutes zu tun, sollten wir daher einen übermäßigen Konsum von Fruktose meiden. Das bedeutet jetzt nicht, auf Obst komplett zu verzichten – Obst und Gemüse sind nach wie vor wichtiger Bestandteil einer ausgewogenen und gesunden Ernährung. Gemeint ist vor allem der Verzicht auf den industriell hergestellten Fruktosesirup, der sich in Softdrinks, Erfrischungs- und Sportgetränken, Isodrinks und Fertigprodukten wie beispielsweise Eis, Kuchen, süßen Riegeln oder Müsli befindet.

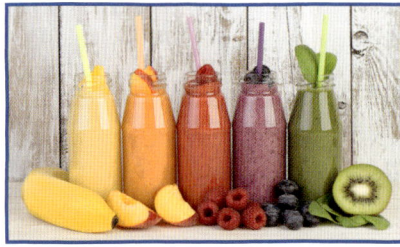
Obst-Smoothies können zu einer starken Fruktosebelastung führen.

Achten Sie daher beim Einkauf auf Namen wie Glukose-Fruktose-Sirup, Fruktose-Glukose-Sirup, Maissirup, High-Fructose Corn Syrup – dahinter versteckt sich der industriell aus Mais hergestellte stark fruktosehaltige Kunstzucker. Besonders tückisch ist, dass Fruchtzucker mittlerweile auch in Lebensmitteln enthalten ist, die gar nichts mit Früchten zu tun haben: Vorsicht also auch bei Brotaufstrichen, Soßen, Ketchup, Fleischgerichten oder Vanillejoghurt.

Aber auch natürliche Fruchtzuckerbomben sollten nicht täglich auf dem Speiseplan stehen. Besondere Vorsicht gilt hierbei bei puren Obstsäften und Smoothies: Die Fruktosebelastung für den Körper kann hier schnell sehr hohe Werte erreichen. Der tägliche Früchte-Smoothie ist bei Patienten mit einer Fettleber daher alles andere als gesund. Frisches Obst in ganzer Form mit all seinen Ballast- und Pflanzenstoffen dagegen darf ruhig weiterhin verzehrt werden.

> **Wichtig:** Auch der normale Haushaltzucker (Saccharose) besteht zu 50 Prozent aus Fruktose. Daher gilt aus Sicht der Leber: Weniger Zucker ist mehr! Versuchen Sie, Ihren täglichen Zuckerkonsum zu reduzieren.

Fruktosearme und daher leberfreundliche Obstsorten sind beispielsweise Beeren (Brombeeren, Erdbeeren, Heidelbeeren, Himbeeren, Johannisbeeren oder Stachelbeeren) oder Aprikosen, Grapefruit, Melonen, Mandarinen, Papaya oder Pfirsiche. Obstsorten wie Birnen oder Weintrauben hingegen sowie Trockenobst oder auch »natürliche« Süßungsmittel wie Honig oder Agavendicksaft enthalten sehr viel Fruktose und sollten daher nur selten verzehrt werden.

Beispiele für den Fruktosegehalt verschiedener Obstsorten:

NAHRUNGSMITTEL	FRUKTOSE (G/100G)
Honig	38,8
Dattel, getrocknet	24,9
Feige, getrocknet	23,5
Traubensaft	8,3
Granatapfel	7,9
Pflaume, getrocknet	7,4
Traube	7,4
Apfelsaft	6,4
Apfel	5,74
Kiwi	4,6
Banane	3,6
Heidelbeere	3,35
Brombeere	3,11
Mango	2,6
Erdbeere	2,3
Himbeere	2,05
Artischocke	1,73
Tomatensaft	1,51
Honigmelone	1,3
Aprikose	0,87
Papaya	0,3
Avocado	0,2

3. Fett für die Fettleber

Die gute Nachricht zuerst: Die Diagnose Fettleber bedeutet nicht, dass Sie nun fette Nahrungsmittel komplett von Ihrem Speiseplan streichen müssen. Denn erstens sind Fette für den Menschen überlebenswichtige Makronährstoffe, die wir als Energiequelle und Bausteine für unsere Zellwände brauchen – ohne Fette würden wir beispielsweise auch die Vitamine A, D, E und K in unserem Körper gar nicht verwerten können. Und zweitens ist Fett nicht gleich Fett: Während sich gesättigte Fettsäuren (also in Form von fetten Fleisch- und Wurstwaren, Butter und Sahne) sowie Transfette (enthalten vor allem in Fertigprodukten, Süßwaren und Chips) bei zu hohem Konsum vorwiegend gesundheitsschädigend auswirken, haben andere Fette wie die mehrfach ungesättigten Omega-3-Fettsäuren einen positiven Einfluss auf unsere Gesundheit und auch die Leber.

Gute Omega-3-Quellen in unserer Nahrung:

- **Leinöl**
- **Leinsamen**
- **Rapsöl**
- **Walnüsse**
- **Lachs**
- **Makrele**
- **Thunfisch**
- **Hering**

Die biologisch aktivsten Omega-3-Fettsäuren sind die EPA (Eicosapentaensäure) und DHA (Docosahexaensäure), die insbesondere bei Herz-Kreislauf-Erkrankungen eine gesundheitsfördernde Wirkung haben und sich auch positiv auf die Blutfettwerte auswirken, da sie das gefährliche LDL-Cholesterin senken. Zudem haben sie eine entzündungshemmende Wirkung, die in Studien auch vielversprechende Effekte bei Fettlebererkrankungen durch die Verringerung entzündlicher Komplikationen (NASH) und narbiger Umbauprozesse gezeigt hat.

Omega-3-Fettsäuren finden sich in fettreichen Kaltwasserfischen sowie in hochwertigen Pflanzenölen wie Raps-, Lein- und Walnussöl. Machen Sie daher Fischsorten wie Lachs, Makrele, Hering oder Thunfisch mindestens zweimal wöchentlich zu einem festen Bestandteil Ihres Speiseplanes und verwenden Sie öfters Leinöl, Rapsöl oder Walnussöl – sie sind schmackhafte Lieferanten für Omega-3-Fettsäuren und lebergesund. In unserem Rezeptteil finden Sie hierzu geschmackvolle Ideen.

Vermeiden Sie jedoch zugleich fette Fleisch- und Wurstwaren, frittierte Kartoffelprodukte wie Chips und Pommes, Fertigpizzen oder auch Fertigbackwaren – diese enthalten meist industriell gehärtete Pflanzenfette (Transfette), die alles andere als gesund sind und nicht zum Wohl Ihrer Leber beitragen.

4. Körperliche Aktivität – die Leber ins Schwitzen bringen

Unsere Leber ist zwar kein Muskel, muss aber trotzdem täglich bewegt werden. Um die Fettdepots in der Leber durch die Aktivierung von Stoffwechselprozessen nachhaltig abzubauen, führt kein Weg an körperlicher Aktivität vorbei.

Der Zusammenhang zwischen Fettleber und fehlender körperlicher Bewegung ist eindeutig: Studien haben gezeigt, dass Patienten mit NAFLD im Vergleich zu Personen mit einer gesunden Leber deutlich weniger Zeit (circa die Hälfte) mit Ausdauer- und/oder Kraftsporttraining verbringen. Die Fettleber scheint also eine Erkrankung zu sein, die man sich vor allem auf dem Sofa, vor dem Computer oder dem Fernseher einfängt.

Interessant ist dabei, dass fehlende körperliche Aktivität auch bei normalgewichtigen aktiven Menschen einen Risikofaktor für eine Fettleber darstellt: Eine aktuelle Studie an 140.000 Koreanern konnte zeigen, das tägliches langes Sitzen und fehlende Bewegung zu einem erhöhten Risiko für Fettlebererkrankungen führt – auch bei Personen ohne Übergewicht. Der typische Büroalltag mit sitzenden Phasen von mehr als fünf Stunden täglich scheint auch für normalgewichtige Personen ein Risikofaktor zu sein. Normales Körpergewicht schützt also nicht vor den Risiken eines sitzenden Lebensstils – und nicht vor der Verfettung der Leber. Für unsere Leber ist und bleibt der fehlende Verbrauch der mit der Nahrung aufgenommenen Energie und der Umbau der überschüssigen Nahrung zu Leberfett ein Hauptrisikofaktor.

Die internationalen Empfehlungen zu körperlichen Aktivitäten bei NAFLD-Patienten lauten: 150 Minuten körperliche Aktivität pro Woche, also etwa fünfmal pro Woche eine halbe Stunde moderates Ausdauer- und/oder Krafttraining. Ausdauertraining wie Joggen, Schwimmen oder Fahrradfahren ist wichtig, um das gespeicherte Glykogen zu verheizen und eingelagertes Fett abzubauen.

Fernsehen und Fettleber:
Eine aktuelle Studie aus Finnland konnte zeigen, dass täglich mehr als drei Stunden vor der Glotze bei Menschen unter 50 das Risiko für eine Fettleber mehr als verdoppelt – und zwar unabhängig von Ernährung und Alkoholkonsum.

Die sportliche Aktivität schafft Platz in den Glykogenspeichern der Zellen – und bei der nächsten Brotzeit können die Kohlenhydrate in der Leber wieder gespeichert werden und müssen nicht zu Fett umgebaut werden. Bei Studien an NAFLD-Patienten konnte durch ein solches Ausdauertraining von 150 Minuten in der Woche das Risiko für eine Fettleberhepatitis (NASH) um bis zu 47 Prozent gesenkt werden.

Nicht vergessen werden darf aber auch das Krafttraining zum Muskelaufbau. Unsere Muskeln sind wichtige Glykogenspeicher – eine ausreichende Muskelmasse ist daher Voraussetzung, um genügend Glukose aus der Blutbahn in die Zellen aufnehmen zu können. Unsere Muskeln müssen zudem täglich bewegt werden, um die in ihnen enthaltenen Zuckervorräte auch wieder verbrauchen zu können.

Liegt der Muskel faul vor dem Fernseher, braucht er abgesehen von der Fingermuskulatur für die Fernbedienung so gut wie keine Energie und die Glykogenspeicher werden nicht entleert. Die Folge: Die Glukose gelangt nicht in den Muskelspeicher und bleibt im Blut und der Teufelskreis der Insulinresistenz setzt sich weiter fort. Daher sind sowohl Ausdauertraining zum Leeren der Vorratsspeicher als auch Krafttraining zum Muskelaufbau wichtige Schritte auf dem Weg aus der Fettleberfalle.

Die motivierende Nachricht für alle Diätmuffel, die keine Umstellung Ihrer Ernährung durchführen oder Gewicht verlieren wollen: Es gibt durchaus Studien, die alleine durch sportliche Aktivität einen positiven Effekt auf den Fettgehalt der Leber zeigen konnten. Patienten mit regelmäßiger intensiver körperlicher Betätigung konnten dabei auch ohne Diät eine Reduktion des Fettgehaltes von bis zu 20 Prozent erreichen.

Fazit: Suchen Sie sich eine Sportart wie Schwimmen, Joggen, Walking, Radfahren oder Ballsportarten, bei der Sie pro Woche 150 Minuten körperlich aktiv sind und dabei deutlich ins Schwitzen geraten. Denken Sie zudem an Ihren Muskelaufbau, um der Insulinresistenz entgegenzuwirken. Dabei muss nicht Arnold Schwarzenegger Ihr optisches Vorbild sein – Ziel ist es, durch gezielte Übungen und Krafttraining mehr Muskelmasse aufzubauen, um Ihre Leber zu entlasten. Zur Auswahl stehen vielfältige Möglichkeiten wie Gerätetraining

> **Fazit: Für die Leber ist regelmäßige Bewegung von entscheidender Bedeutung, denn nur so sind Ihre Fettdepots ins Schwitzen zu bringen.**

im Fitnessstudio, Kieser-Training, Theraband, Liegestützen oder Hanteltraining, gezielte Gymnastik oder Functional Training im Sportverein oder Cross-Training.

Am allerwichtigsten jedoch ist es, insgesamt mehr Bewegung in den Alltag zu bringen. Gehen ist dabei eine einfache, kostengünstige und effektive Methode – und nicht umsonst seit mehr als 100 Jahren auch eine Disziplin der Olympischen Spiele. Viele Sportmediziner und Wissenschaftler empfehlen 10.000 Schritte pro Tag als wirksame Prophylaxe für Herz-Kreislauf-Erkrankungen, Übergewicht, Diabetes und Fettlebererkrankungen. Die schlechte Nachricht: Die Schrittzahl von 10.000 (das entspricht je nach Beinlänge einer Strecke von sechs bis acht Kilometern) erreicht in unserem durchschnittlichen deutschen Berufsalltag nur der Postbote – der normale Büromensch dagegen schafft gerade einmal 1.500 Schritte pro Tag.

10.000 SCHRITTE PRO TAG – SO KOMMT BEWEGUNG IN IHREN ALLTAG

- Kein Auto für Kurzstrecken – Ihre Leber schwitzt nicht im Stau, sondern bei zügigem Gehen oder Fahrradfahren; schon 30 Minuten im Sattel ergeben umgerechnet 3.000 Schritte.
- Treppe statt Aufzug – Ihre Leber braucht keinen Lift, sondern ein Lifting.
- In der Mittagspause nicht am Computer nach Fettleber googlen, sondern raus aus dem Büro und zwei Runden zügiges Gehen um den Block.
- Abendspaziergang: 30 Minuten zügiges Gehen vor oder nach dem Abendessen schafft Platz in den Glykogenspeichern. Alternative: Auf dem Heinweg von der Arbeit eine Station früher aussteigen und laufen.
- Wochenende: mindestens einmal am Wochenende 60 Minuten ausgiebig wandern, spazieren gehen, walken oder tanzen.
- Schummeln gilt nicht: Ihre 10.000 Schritte pro Tag lassen sich in Form von Schrittzählern, Fitnessarmbändern oder anderen anderen digitalen Varianten wie Apps messen.
- Zusammen gegen den inneren Schweinehund: Suchen Sie sich Verbündete und planen Sie gemeinsam Bewegungsaktivitäten. Beispiele sind virtuelle Gehwettbewerbe in Firmen und Betrieben (zum Beispiel www.tappa.de), die Teilnahme an Walking-Gruppen in Sportvereinen oder die Verabredung zum Geocaching mit Freunden (www.geocaching.de). Die Angebote sind vielfältig – also keine faulen Ausreden mehr …

5. Trinken – viel, aber richtig

Um die Leber in ihrer Funktion als Entgiftungszentrale und Klärwerk des Körpers zu unterstützen, ist eine ausreichende Trinkmenge von mindestens zwei Liter pro Tag wichtig. Am besten eignen sich Wasser sowie ungesüßter Tee und Kaffee (ja, Sie haben richtig gelesen, Kaffee ist gut für die Leber – warum das so ist, lesen Sie auf Seite 90).

Vorsicht, Softdrinks: Studien zeigen einen klaren Zusammenhang zwischen dem Konsum von mehr als 500 Milliliter Softdrinks pro Tag und der Entstehung einer Fettleber.

Vermeiden Sie jedoch Softdrinks, Limonaden und zuckerhaltige Erfrischungsgetränke – ihr Gehalt an Glukose und Fruktose macht Ihrem Stoffwechsel und Ihrer Leber zu schaffen und erhöht das Fettleberrisiko. Vorsicht auch bei puren Fruchtsäften: Traubensaft (Fruktosegehalt 8,3 Gramm pro 100 Gramm) und Apfelsaft (Fruktosegehalt 6,4 Gramm pro 100 Gramm) beispielsweise enthalten sehr viel Fruktose und sind daher nicht unbedingt gesund für Ihre Leber. Wenn also Saft, dann bitte als Saftschorle mit zwei Dritteln Wasser und einem Drittel Fruchtsaft.

Alkohol ist nach wie vor Lebergift Nummer eins und kann Ihre Leberzellen stressen und schädigen. Für Patienten mit einer alkoholischen Fettleber ist daher kompletter Verzicht auf Alkohol angesagt, um weitere Schäden zu vermeiden. Für Patienten mit einer nicht-alkoholischen Fettlebererkrankung (NAFLD) gilt: Weniger ist mehr und gar nichts wohl am besten.

Tipps für geschmackvolle und trotzdem lebergesunde Alternativen zu Saft und Limonade: Geben Sie einige Stücke frisch geschnittenen Ingwer und Limettenscheiben in eine Karaffe und gießen Sie sie mit Wasser auf. Auch frische Blätter der Zitronenmelisse oder Minze sorgen für Geschmack.

Wie viel Alkohol die Leber ohne weitere Komplikationen toleriert, ist nicht exakt bekannt. Einerseits gibt es Hinweise, dass ein geringer regelmäßiger Alkoholkonsum die Insulinsensitivität und Stoffwechsellage sogar verbessert und das Risiko für Herz-Kreislauf-Erkrankungen senkt: Studien konnten zeigen, dass moderater Alkoholkonsum (10 Gramm Alkohol pro Tag für Frauen und 20 Gramm Alkohol pro Tag für Männer) mit einem geringeren Risiko für Diabetes und

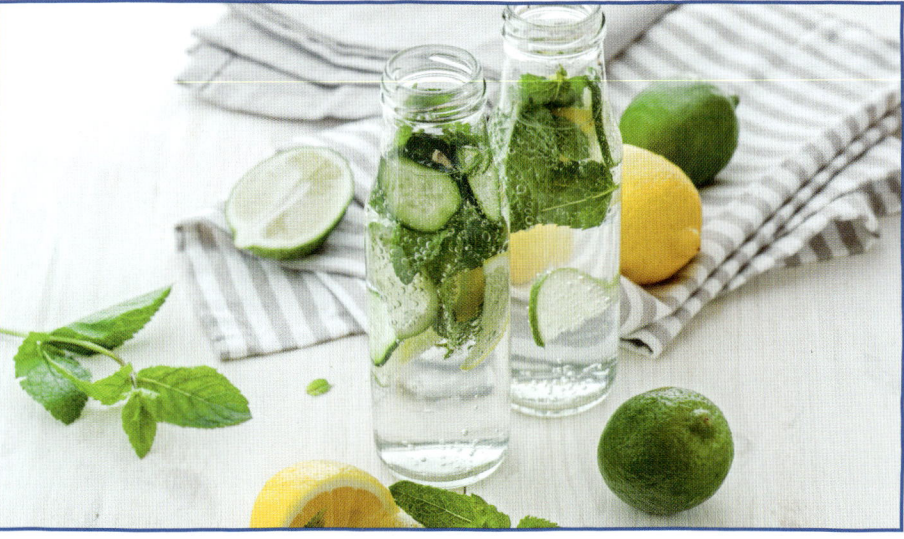

Geschmackvolle Alternative zu Saft und Limonade

Erkrankungen der Herzkranzgefäße verbunden ist als ein vollständiger Verzicht auf Alkohol. Andererseits kann übermäßiger Alkoholkonsum eine bereits durch Fetteinlagerungen gestresste Leber zusätzlich belasten und schädigen – dies gilt insbesondere bei einer entzündeten Fettleber.

Nicht vergessen werden darf, dass Alkohol auch eine Kalorienbombe ist. Ein Gramm reiner Alkohol enthält 7 Kilokalorien (Kilokalorien) – das sind fast doppelt so viele Kalorien, wie in einem Gramm Zucker stecken (4 Kilokalorien). Ein Pils zwischen Leber und Milz bringt damit etwa 126 Kilokalorien in den Körper – und um diese Energie zu verbrauchen, müssen Sie etwa eine halbe Stunde Rasen mähen.

Patienten mit einer NAFLD sollten Alkohol daher nur mit Vorsicht genießen und so oft es geht darauf verzichten. Als Grenzwert für einen nicht gesundheitsschädlichen Alkoholkonsum gilt derzeit eine tägliche Menge von 10 Gramm für Frauen (das entspricht etwa 0,1 Liter Wein oder 0,25 Liter Bier); für Männer gilt der doppelte Grenzwert von 20 Gramm pro Tag. Zudem werden mindestens zwei alkoholfreie Tage in der Woche empfohlen.

> **Fazit:** Jeder Tag ohne Alkohol bedeutet Kurzurlaub für die Leber – und damit die Chance auf Regeneration und Revitalisierung.

6. Kaffee als Leberschutz

Gute Nachrichten für alle Koffein-Junkies: Kaffeegenuss und Leberschutz müssen sich nicht ausschließen – im Gegenteil. Kaffee enthält zahlreiche Wirkstoffe, die unsere Leber vor schädlichen Reaktionen schützen und die Vitalität der Leberzellen erhalten können. In letzter Zeit mehren sich Beobachtungen aus Studien, die einen günstigen Einfluss von Kaffee auf Fettleber und Fettleberentzündung (NASH) nachweisen und sogar positive Effekte beim Schutz vor Diabetes und Übergewicht zeigen. Insbesondere bei Fettleberpatienten mit entzündlichen Veränderungen senkt Kaffeekonsum das Risiko für ein Fortschreiten der narbigen Veränderungen (Fibrose) und senkt damit langfristig das Risiko einer Leberzirrhose und der damit verbundenen Komplikationen.

Auch als Schutz vor Leberkrebs scheint der schwarze Muntermacher durchschlagende Wirkung zu haben: In Langzeitstudien zeigte sich, dass Menschen, die täglich mehr als vier Tassen Kaffee trinken, ein deutlich vermindertes Risiko haben, an Leberkrebs zu erkranken. Die Wissenschaftler gehen davon aus, dass Kaffee die Leber vor Entzündungen und Zellschäden schützt und durch die Blockade freier Radikale der Krebsentstehung entgegenwirkt.

Dies zeigt sich auch in den Leberwerten im Blut: Eine finnische Studie an Männern mit sehr hohem Alkoholkonsum konnte zeigen, dass der gleichzeitige Konsum von mindestens vier Tassen Kaffee pro Tag zu deutlich niedrigeren Werten der Gamma-Glutamyl-Transferase (GGT) im Blut führte als in der Vergleichsgruppe ohne Kaffeegenuss.

Der positive und leberschützende Effekt des Kaffees zeigt sich vor allem in Studien mit klassischem Filterkaffee und weniger für den Espresso oder Cappuccino. Allerdings scheint der leberschützende Effekt nicht an den Inhaltsstoff Koffein gebunden zu sein, da auch in Studien mit entkoffeiniertem Kaffee die positiven Effekte des Heißgetränks nachgewiesen wurden. Die Fachgesellschaften empfehlen derzeit Patienten mit einer Fettlebererkrankung, etwa drei bis vier Tassen Filterkaffee täglich zu genießen.

Wichtig: Die positiven Effekte sind nicht auf koffeinhaltige Energydrinks übertragbar – diese gelten vielmehr als gesundheitlich bedenklich und zeigen keine leberschützende Wirkung.

7. Rauch-Stopp = Fibrose-Stopp

Wenn Sie Ihrer Fettleber etwas Gutes tun wollen, dann hören Sie mit dem Rauchen auf – denn im Zigarettenrauch lassen sich keine Fettdepots schmelzen.

Rauchen schadet nicht nur der Gesundheit allgemein, sondern kann bei Fettlebererkrankungen den bindegewebigen Umbau der Leber (Fibrose) fördern und so das Risiko für eine Leberzirrhose und Leberkrebs erhöhen. Eine Studie an über 1.000 Fettleberpatienten (Nicht-Diabetiker) mit einem hohen Nikotinkonsum von über zehn Packungsjahren konnte eindrucksvoll zeigen, dass rauchende Fettleberpatienten deutlich häufiger eine Fibrose entwickeln als Nichtraucher. Daher gilt: Rauch-Stopp = Fibrose-Stopp.

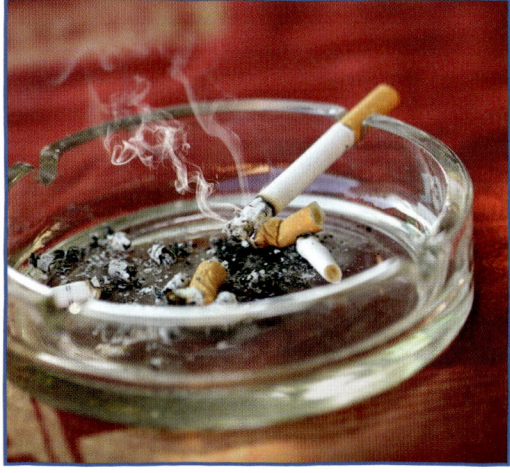

Raucher entwickeln häufiger eine Leberfibrose als Nichtraucher.

8. Regeneration mithilfe der Natur

Schon seit Jahrhunderten ist die regenerative Wirkung von Pflanzenstoffen auf die Leber bekannt. Auch in der modernen Medizin können Substanzen aus der Natur die Revitalisierung der Leber unterstützen und die schulmedizinische Therapie zwar nicht ersetzen, aber sinnvoll ergänzen. Beispiele dafür sind Extrakte der Mariendistel oder Artischocke, aber auch andere Leberschutzstoffe wie Bitterstoffe, Capsaicin und Kurkuma oder bewährte Anwendungen wie der Leberwickel (siehe Seite 102f.). Pflanzlich heißt jedoch nicht gleich ungefährlich – sprechen Sie mit ihrem Arzt über die Einnahme von Nahrungsergänzungsmitteln und pflanzlichen Wirkstoffen, um Nebenwirkungen oder Wechselwirkungen mit anderen Medikamenten zu vermeiden. Nicht jedes pflanzliche Produkt ist sanft zur Leber und auch naturheilkundliche Präparate können riskant sein.

9. Schützen Sie Ihre Leber

Durch die Fetteinlagerungen ist die Leber vorgeschädigt und damit auch empfindlicher gegenüber weiteren Angriffen von außen: Giftstoffe, Medikamente oder auch Infektionen können die Fettleber zusätzlich schädigen. Patienten mit einer Fettlebererkrankung sollten sich laut den Empfehlungen der ständigen Impfkommission (STIKO) daher insbesondere gegen Hepatitis A und B impfen lassen, um weitere Belastungen und Schädigungen der Leber zu reduzieren. Achten Sie zudem bei der Einnahme von Medikamenten auf mögliche bekannte leberschädigende Wirkungen (zum Beispiel Schmerzmedikamente).

Leberschädigungen durch Medikamente sind meist von der Dosis und dem einzelnen Wirkstoff abhängig. Bei manchen Menschen kann die Leber aufgrund von genetischen Unterschieden Medikamente nicht richtig abbauen. In solchen seltenen Fällen kann trotz Normaldosis ein Leberschaden entstehen. Wenn Sie daher regelmäßig Medikamente einnehmen müssen, fragen Sie Ihren Arzt, ob diese die Leber belasten können, und lassen Sie Ihre Leberwerte regelmäßig überprüfen.

10. Nehmen Sie Ihre Fettleber nicht auf die leichte Schulter

Leider wird die Diagnose Fettleber noch häufig als harmloses Kavaliersdelikt von genussfreudigen Patienten gesehen. Neben allgemeinen Ratschlägen zu Alkoholverzicht und Gewichtsreduktion bekommen Patienten oft wenige Hinweise zu den Risiken und Folgen dieser Erkrankung. Auch wenn bei der Mehrheit der Betroffenen keine weiteren Komplikationen entstehen werden – nehmen Sie Ihre Fettleber bitte nicht auf die leichte Schulter.Nur wenige Erkrankungen in unserem Körper lassen sich durch Umstellung von Ernährung und Lebensstil so gut rückgängig machen wie die Fettleber. Nutzen Sie daher die Regenerationskraft Ihrer Leber und unterstützen Sie sie dabei. Regelmäßige Arztbesuche und Verlaufskontrollen sind für alle Fettleberpatienten wichtig, um Komplikationen rechtzeitig zu erkennen. Insbesondere Patienten, bei denen bereits eine Fettleberentzündung oder beginnende Fibrose festgestellt wurde, brauchen eine regelmäßige Kontrolle mit Laboruntersuchungen, Ultraschall- und Elastizitätsmessungen sowie je nach Befund auch weitere diagnostische Maßnahmen und eine medikamentöse Therapie.

Als Fettleberpatient haben Sie zudem ein höheres Risiko für die Ausbildung von Diabetes und einer vorzeitigen Gefäßverkalkung (Arteriosklerose) und damit auch für Herz-Kreislauf-Erkrankungen. Zusätzliche Risikofaktoren wie Bluthochdruck, erhöhte Blutfettwerte oder erhöhte Blutzuckerwerte bedürfen daher einer ärztlichen Kontrolle und Therapie. Sprechen Sie mit Ihrem Arzt über Ihr persönliches Risikoprofil und die Notwendigkeit für weitere Untersuchungen und regelmäßige Kontrollen.

NAFLD UND LEBERKREBS

Eine gefürchtete Komplikation der nicht-alkoholischen Fettlebererkrankungen ist der Leberkrebs. Laut Studien sind bis zu 20 % aller Leberkrebs-Fälle (hepatozelluläres Karzinom) weltweit Folge einer nicht-alkoholischen Fettlebererkrankung (NAFLD). Insbesondere Patienten, bei denen sich aus der Fettleber bereits eine Leberzirrhose entwickelt hat, sind besonders gefährdet.

Als weitere Risikofaktoren gelten Adipositas und die Stoffwechsellage der Insulinresistenz - so hat ein Fettleber-Patient mit einem Diabetes ein doppelt so hohes Risiko für Leberkrebs wie Patienten ohne Diabetes.

Für Fettleber-Patienten ist daher eine regelmäßige ärztliche Kontrolle und insbesondere die Behandlung der Risikofaktoren unseres Stoffwechsels wie Übergewicht und Diabetes wichtig.

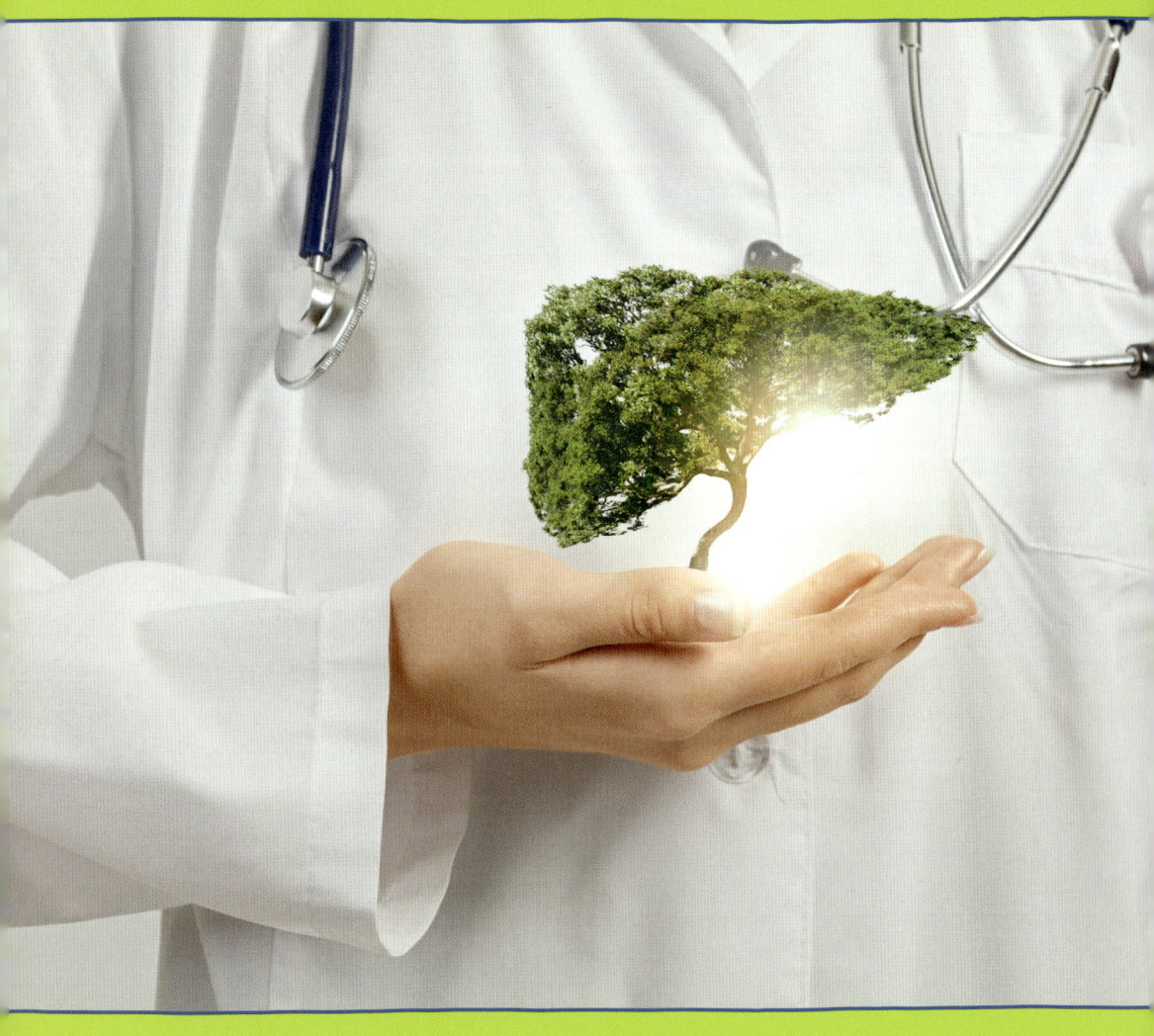

Die Leber revitalisieren – Gutes aus der Natur

Schon seit Jahrhunderten ist die regenerative Wirkung von Pflanzenstoffen auf die Leber bekannt. Auch in der modernen Medizin können Substanzen aus der Natur die Revitalisierung der Leber unterstützen und die schulmedizinische Therapie ergänzen.

Mariendistel

Die Mariendistel (botanisch Silybum marianum) ist der Klassiker der leberschützenden Stoffe aus der Natur. Die Legende besagt, dass der heiligen Maria beim Stillen ein paar Tropfen ihrer Muttermilch auf das Blatt einer Distel gefallen sind und dadurch das Blatt weißliche Flecken bekam – daher der Name der Heilpflanze. Bereits im Mittelalter wurden in der Klostermedizin der Hildegard von Bingen die Früchte der Mariendistel zur Behandlung von Verdauungs- und Leberbeschwerden eingesetzt.

Aus der modernen Medizin sind die Wirkstoffe der Mariendistel nicht mehr wegzudenken: So werden hoch dosierte Infusionen bei Leberversagen durch eine Knollenblätterpilzvergiftung erfolgreich eingesetzt.

Die Mariendistel enthält den Wirkstoffkomplex Silymarin, der sich aus den leberschützenden Flavonoiden Silibinin, Silycristin und Silydianin zusammensetzt, und ist hinsichtlich ihrer biochemischen Eigenschaften in der Leber sicherlich eine der weltweit am besten untersuchten Heilpflanzen:

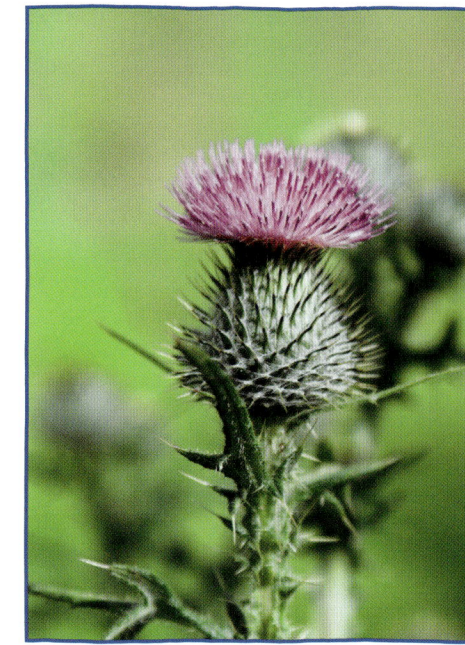

- Silymarin schützt die Hüllen der Leberzelle, sodass Giftstoffe nicht in die Zelle dringen und Schäden anrichten können. Silymarin kann so das Eindringen von Alkohol, Chemikalien und Medikamenten in das Innere der Leberzelle verhindern.
- Silymarin stimuliert die Neubildung und Regeneration von Leberzellen durch Anregung der Eiweißproduktion.
- Silymarin ist ein ausgezeichneter Radikalfänger, der freie Radikale einfängt und die Leber so vor oxidativem Stress und Entzündungen schützen kann und zudem die Vermehrung von Bindegewebe hemmt.

Die Mariendistel wird seit Jahrhunderten bei Verdauungsbeschwerden und Lebererkrankungen eingesetzt.

Diese leberschützenden Eigenschaften der Mariendistel hat sich die Medizin seit Längerem zu eigen gemacht: Um die Leber zu schützen und in ihrer Regeneration zu unterstützen, findet die Mariendistel weitverbreitete Anwendung bei verschiedenen Lebererkrankungen – auch bei der Fettleber.

Wichtig bei der Anwendung der Mariendistel ist die Darreichungsform: So ist die therapeutische Wirkung eines Tees aus Mariendistelfrüchten deutlich schwächer als die Einnahme von standardisierten Trockenextrakten in Form von Fertigpräparaten aus der Apotheke. Die empfohlene Dosierung liegt dabei nach Absprache mit dem behandelnden Arzt bei 200 bis 400 Milligramm Silymarin pro Tag.

Artischocke – ein Herz für die Leber

Die Artischocke (Cynara scolymus) ist nicht nur ein leckeres und kalorienarmes Gemüse, sondern eine bewährte und gut untersuchte Heilpflanze bei Leber- und Verdauungsbeschwerden. Schon die alten Römer schätzten die leicht bitter schmeckenden Artischocken sehr, wenn nach ausschweifenden Gelagen mit fetten Speisen und viel Alkohol die Verdauung wieder in Schwung gebracht und die Leber unterstützt werden musste. Auch als Schutz vor Arteriosklerose der Blutgefäße, Herzinfarkt und Schlaganfall hat sich die Artischocke als Heilpflanze bewährt.

Insbesondere die Leber profitiert deutlich von der schützenden und regenerativen Kraft der Artischocke. Die Hauptwirkstoffe der

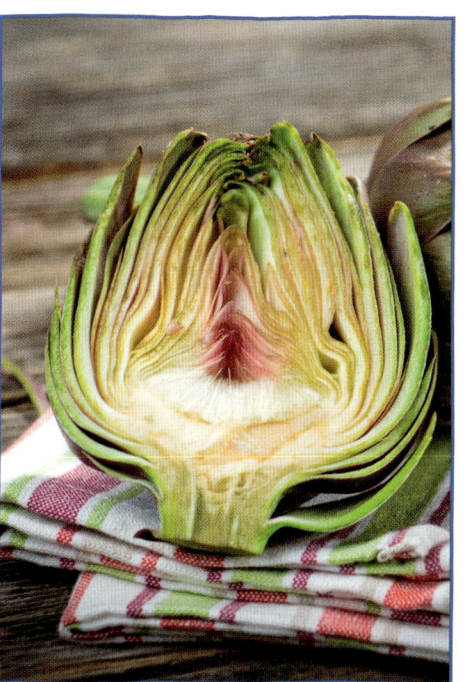

Die Wirkstoffe der Artischocke unterstützen die Fettverdauung und regen den Gallenfluss an.

Artischocke – Cynarin und andere Bitterstoffe und Flavonoide (zum Beispiel Luteolin) – unterstützen die Fettverdauung und regen den Gallenfluss an. Durch eine vermehrte Produktion von Gallenflüssigkeit kann die Leber deutlich besser Schadstoffe ausscheiden und den Körper entgiften. Zudem schützen die Wirkstoffe der Heilpflanze das Stoffwechselorgan vor zellschädigenden Stoffen, den sogenannten freien Radikalen, denen die Leber in ihrer Funktion als Entgiftungsorgan und Schadstofffilter intensiv ausgesetzt ist.

Artischocken unterstützen die Leber in ihrer Regenerationskraft, indem sie die Leberdurchblutung fördern und die Neubildung leistungsstarker Leberzellen anregen. Zusätzlich hemmen die Wirkstoffe dieses Gemüses auch die Cholesterinbildung und können die Cholesterinwerte im Blut zu senken. In Studien senkten Artischockenpräparate sowohl das Gesamtcholesterin als auch das LDL-Cholesterin und erhöhten das gesundheitsfördernde HDL-Cholesterin. Zudem können Artischockenextrakte auch den Glukosestoffwechsel und damit die Blutzuckerwerte positiv beeinflussen. Kein Wunder, dass die Artischocke 2003 zur Arzneipflanze des Jahres gekürt wurde.

Die höchsten Wirkstoffkonzentrationen findet man in Artischockenextrakten, die es in verschiedenen Darreichungsformen und Fertigarzneien in Reformhäusern und Apotheken gibt: Kapseln, Tabletten, Pulver oder Presssäfte können die Leber in ihrer Regeneration unterstützen.

Die Dosierung für Fettleberpatienten hängt dabei von der Art der Zubereitung beziehungsweise dem Präparat ab: Die mittlere empfohlene Tagesdosis für die Blätter (Teezubereitung) liegt bei 6 Gramm (verteilt auf vier Einzeldosen); für Trockenextrakte beträgt die Tagesdosis etwa 1300 Milligramm, das wären bei gängigen Einzeldosen von etwa 300 bis 400 Milligramm pro Tablette drei bis vier Stück pro Tag – die Angaben der Hersteller müssen hierbei beachtet werden. Bei Allergien gegen Artischocken oder andere Korbblütler, bei Gallensteinleiden und Störungen des Galleabflusses sowie in Schwangerschaft und Stillzeit dürfen Artischockenpräparate nicht eingenommen werden. Wie bei allen pflanzlichen Präparaten gilt daher: Lassen Sie sich zur geeigneten Darreichungsform und Dosis beraten.

Für Patienten mit Fettleber macht es zudem Sinn, regelmäßig Artischocken in den Speiseplan einzubauen, um der Leber und der Fettverdauung etwas Gutes zu tun und gleichzeitig nicht auf geschmackvolles Essen verzichten zu müssen – Rezeptideen hierzu finden Sie im nächsten Kapitel.

Vitamin E (Tocopherol)

Vitamin E (Tocopherol) ist ein wichtiges Zellschutzvitamin des Körpers, welches der Körper gemeinsam mit dem Nahrungsfett aufnimmt und verwertet. Vitamin E entfaltet seine Schutzwirkung für die Haut und Blutgefäße, indem es freie Radikale – also schädliche Stoffwechselprodukte – abfängt und so antioxidative Wirkung besitzt und vor Gewebeschäden schützt.

Dieses fettlösliche Vitamin findet sich vor allem in pflanzlichen Ölen wie Olivenöl oder Weizenkeimöl, in Nüssen und Mandeln oder Fischsorten wie Hering, Makrele oder Lachs. Aber auch Johannisbeeren, Avocado, Paprika oder grünes Blattgemüse können gute Vitamin-E-Lieferanten sein. Der von der deutschen Gesellschaft für Ernährung (DGE) empfohlene Tagesbedarf von durchschnittlich 12 Milligramm Vitamin E für Erwachsene wäre beispielsweise durch 25 Gramm Weizenkeimöl oder 50 Gramm Haselnüsse oder 200 Gramm Schwarzwurzeln gedeckt.

Vitamin E scheint durch das Abfangen zellschädigender freier Radikale auch ein wichtiges Schutzvitamin für unsere Leberzellen zu sein. Forscher des Nationalen Forschungsinstitutes in Bethesda (USA) untersuchten in einer großen Studie an 247 Patienten mit NAFLD den Effekt von Vitamin E (800 Internationale Einheiten IE pro Tag) auf den Krankheitsverlauf. Dabei zeigten etwa 40 Prozent der Patienten mit einer NASH in der Vitamin-E-Gruppe nach 96 Wochen eine Erholung des Lebergewebes. Auch die Laborwerte (vor allem GOT und GPT) sanken in dieser Gruppe deutlich.

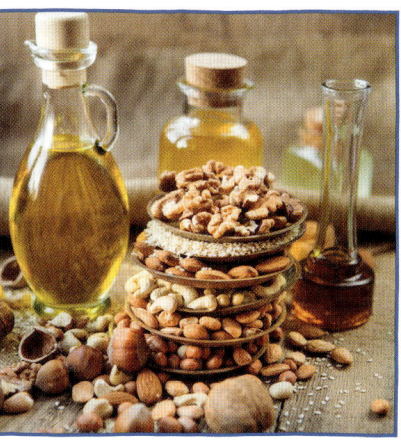

Pflanzliche Öle und Nüsse sind reich an Vitamin E.

Allerdings können so hohe Dosen an Vitamin E auch gesundheitsschädliche Wirkung haben, sodass die amerikanischen Leitlinien die Gabe von hoch dosiertem Vitamin E als Nahrungsergänzungsmittel daher nur bei NASH-Patienten ohne Diabetes, nicht aber generell bei allen Fettleberpatienten empfehlen. Eine an Vitamin E reiche Ernährung kann bei Fettlebererkrankungen jedoch ohne Bedenken empfohlen werden. Anregungen finden Sie dazu in unserem Rezeptteil.

Capsaicin – oder Chili schützt die Leber

Capsaicin ist der scharfe Stoff in Chilischoten und Cayennepfeffer, der uns beim Genuss eines scharfen Essens die Tränen in die Augen treibt und zu Hitzewallungen und brennenden Speiseröhren führt. In der Medizin kennt man Capsaicin vor allem als Wirkstoff in durchblutungsfördernden Salben und Pflastern, die bei Muskelproblemen und Nervenschmerzen eingesetzt werden.

Neue Studien weisen aber darauf hin, dass Capsaicin auch bei Leberschäden eine wichtige Rolle spielen könnte: Versuche an Tiermodellen konnten zeigen, dass Capsaicin einen hohen Einfluss auf spezielle Zellen in der Leber hat, die an der Entstehung einer Fibrose, also einer Umwandlung von normalem Lebergewebe in Bindegewebe, beteiligt sind. Capsaicin scheint dabei die Aktivität dieser sogenannten hepatischen Sternzellen deutlich zu bremsen und dadurch die Entstehung einer Fibrose zu verhindern.

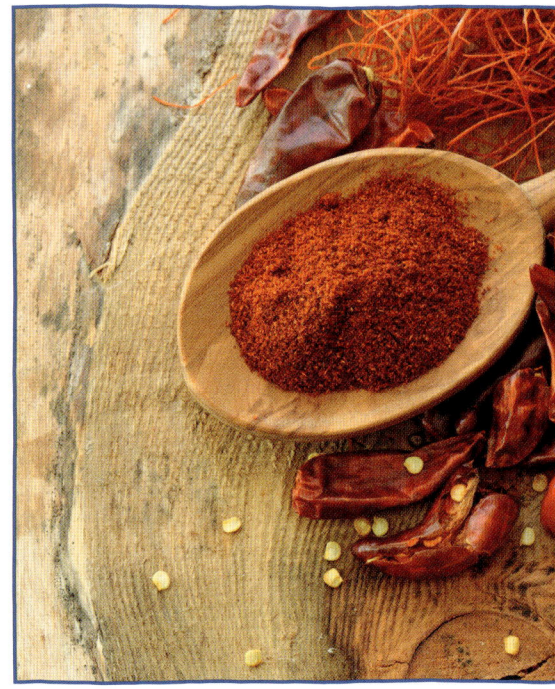

Scharf kann gut für die Leber sein – der Wirkstoff Capsaicin wird derzeit in Studien untersucht.

Dieser Stoff kann dadurch eine fortschreitende Leberschädigung und weitere Vernarbung des Lebergewebes aufhalten und Patienten mit einer Fettleber vor weiteren Komplikationen schützen. Voraussetzung scheint jedoch zu sein, dass die Schädigungen noch nicht zu weit fortgeschritten sind – ist das Lebergewebe schon zu sehr vernarbt, können diese Schäden durch Capsaicin nicht mehr rückgängig gemacht werden.

Capsaicin reduziert zudem die Insulinresistenz bei übergewichtigen Mäusen und kann so eine Fettleber positiv beeinflussen. Zudem dämpft Capsaicin auch das Hungergefühl und kurbelt den Energieumsatz des Organismus an – mit positiven Auswirkungen auf den Stoffwechsel. Fazit ist also, dass Capsaicin bei der Entwicklung einer Fettleber und ihrer Komplikationen eine schützende Wirkung haben kann.

Für die Umsetzung dieser Forschungserkenntnisse in das tägliche Leben muss man aber leider anmerken, dass die meisten der in Studien getesteten Mengen an Capsaicin aus Gründen der Schärfe für die Mehrzahl der an westliche Kost gewöhnten Gaumen wohl kaum in der täglichen Küche umsetzbar sind. Für all diejenigen, die pro Woche nicht zehn frische Chilischoten der schärfsten Sorte zu sich nehmen wollen, bleiben als Alternative bislang nur Capsaicinkapseln. Trotzdem spricht bei Vorliebe für scharfes Essen nichts dagegen, verträgliche Mengen von Chili oder Cayennepfeffer zur Unterstützung der Leber in den Speiseplan zu integrieren.

Kurkuma

Die Gelbwurz (Curcuma longa) ist in Asien ein weitverbreitetes und beliebtes Gewürz, das insbesondere in Curry-Gerichten Verwendung findet. In der ayurvedischen Medizin wird die Gelbwurz – eine Wurzelknolle aus der Familie der Ingwergewächse – zudem schon seit Jahrhunderten bei Gallen- und Leberbeschwerden eingesetzt, um die Verdauung zu fördern.

Doch nicht nur für das Curry in der asiatischen Küche und in der traditionellen Medizin ist dieses Gewürz gefragt: Die moderne Wissenschaft interessiert sich zunehmend für den gelben Farbstoff der Gelbwurz, das

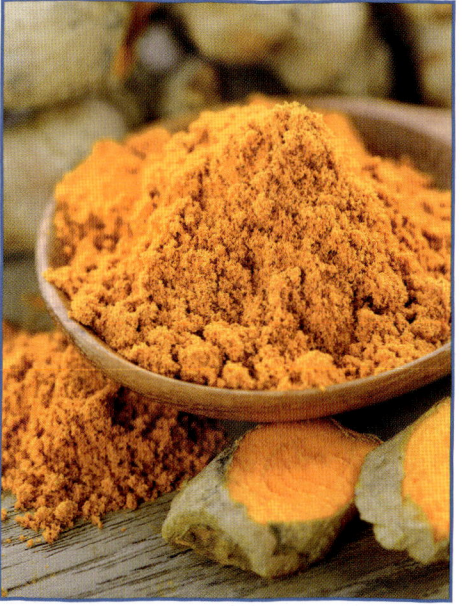

Wundermittel der ayurvedischen Medizin: Kurkuma (Gelbwurz)

sogenannte Curcumin. Dies zeigt neben den bekannten Effekten auf die Verdauung und die Gallenproduktion vielversprechende antientzündliche Eigenschaften, die beispielsweise bei rheumatischen Gelenkbeschwerden genutzt werden. Die empfohlenen Tagesdosen werden dabei mit 1,5 bis 3 Gramm des pulverisierten Wurzelstocks angegeben.

In Tierversuchen haben Forscher auch den Einfluss von Curcumin auf die Entzündungsprozesse in der Leber und den Gallenwegen untersucht und festgestellt, dass Curcumin durch antioxidative Eigenschaften auch leberschützende Eigenschaften besitzt, den bindegewebigen Umbau bremsen kann und zudem zu einer Senkung der Blutfettwerte (LDL) führt. Zudem mehren sich die Hinweise, dass Curcumin auch zum Absterben von Krebszellen führen kann. Curcumin ist also ein vielseitiger und vielversprechender Leberschutzstoff, der derzeit in klinischen Studien weiter untersucht wird.

Der gute alte Leberwickel

Beim Stichwort »Leberwickel« kommen uns nostalgische Gedanken – die alten Hausmittel der Großmutter gehören doch in jeden Gesundheitsratgeber, auch wenn die moderne Medizin mit Hightechdiagnostik und Lebertransplantation nur müde lächeln kann. Aber: Wickel gehören nicht nur zu den ältesten Behandlungsmethoden der Medizin und waren schon lange Zeit vor Sebastian Kneipp in Anwendung, sondern sind auch heute noch eine effektive Therapieform in der Naturheilmedizin – insbesondere für die Leber.

Im Rahmen von Heilfasten oder der Mayr-Kur gehören Leberwickel zum Standardprogramm, da sie die Durchblutung der Leber anregen und die Entgiftungsprozesse des Stoffwechsels unterstützen. Aber auch ohne begleitende Fastenkur kann ein Leberwickel die Regeneration des Lebergewebes nachhaltig unterstützen. Ein optimal durchgeführter Leberwickel verbessert Ihre Leberdurchblutung um bis zu 40 Prozent und fördert die Regeneration und Entgiftung.

So geht's: Sie brauchen eine Wärmflasche, ein Geschirrtuch oder kleines Handtuch, ein größeres Frotteehandtuch und etwa 30 Minuten Zeit. Am besten eignet sich die Mittagszeit (12 bis 14 Uhr) oder die Zeit nach dem Abendessen für einen Leberwickel. Füllen Sie die Wärmflasche mit heißem Wasser flach auf und befeuchten Sie das kleine Handtuch mit heißem Wasser (entweder aus der Leitung, dem Wasserkocher oder dem Kochtopf). Wringen Sie das nasse Handtuch aus und legen Sie es mit einer für Sie verträglichen Temperatur vorsichtig auf die Haut im rechten Oberbauch über die Lebergegend. Darauf kommt nun die gefüllte Wärmflasche und beides (nasses warmes Handtuch und Wärmflasche) wird nun mit dem zweiten trockenen Handtuch fixiert, indem Sie es um den Körper wickeln. Legen Sie sich an einem warmen und bequemen Ort entspannt auf den Rücken und lassen Sie den Wickel etwa 20 Minuten wirken.

Eine schöne Variante des Leberwickels ist der Schafgarbenwickel. Hierzu befeuchten Sie Ihr Handtuch nicht mit reinem Wasser, sondern mit einem Schafgarbenaufguss. Dazu begießen Sie 2 Teelöffel getrocknetes Schafgarbenkraut aus der Apotheke mit einem halben Liter kochenden Wasser und lassen diesen Aufguss etwa fünf Minuten zugedeckt ziehen, bevor Sie ihn abseihen. Anschließend befeuchten Sie Ihr Geschirrtuch mit dem Aufguss und führen den Leberwickel wie beschrieben durch.

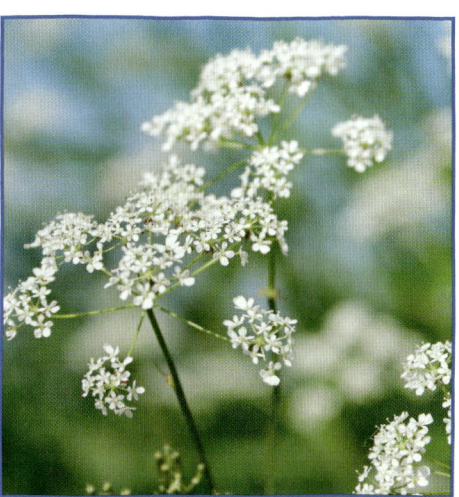

Die Scharfgarbe ist reich an Bitterstoffen.

Nicht angewendet werden sollte der Leberwickel bei Entzündungen oder Geschwüren des Magen-Darm-Traktes und während der Schwangerschaft. Ebenso sollten Sie während der Menstruation darauf verzichten, da hierdurch die Blutung verstärkt werden kann. Vorsicht gilt bei der Variante des Schafgarbenwickels für Personen, die eine bekannte Überempfindlichkeit gegen Korbblütler haben: Bei äußerlicher Anwendung der Scharfgabe kann es zu entzündlichen Hautreizungen kommen.

> **Scharfgarbe:** Die Scharfgabe ist eine bewährte Heilpflanze, die krampflösend und antientzündlich wirkt und daher gerne bei Appetitlosigkeit und Verdauungsbeschwerden eingesetzt wird. Sie enthält zudem Bitterstoffe, die die Bildung von Magen- und Gallensaft anregen und damit die Leberentgiftung unterstützen.

Gesunder Darm – gesunde Leber

Dass die Darmflora für die Gesundheit allgemein eine zentrale Rolle spielt, ist mittlerweile bekannt. Dass unsere Billionen Untermieter im Darm aber auch die Vorgänge in unserer Leber fernsteuern können, ist eine relativ neue Erkenntnis, die insbesondere für Patienten mit Fettlebererkrankungen von Bedeutung sein könnte.

Aus Studien ergeben sich erste Hinweise, dass sich Veränderungen in der Zusammensetzung unserer Darmflora (intestinales Mikrobiom genannt) im Zusammenspiel mit genetischen Faktoren auch auf das Risiko für eine Fettleber beziehungsweise die Entstehung einer Fettleberentzündung auswirken können. Manche Forscher sprechen gar schon von einer Darm-Leber-Achse, in der die Zusammensetzung unserer Darmflora die Entzündungs- und Vernarbungsprozesse in der Leber steuert.

Bei Patienten mit einer Fettlebererkrankung zeigte sich in Studien dabei gehäuft ein Ungleichgewicht innerhalb der Darmflora – bedingt durch die Abnahme der Bacteroidetes-Bakterien und der gleichzeitigen Zunahme der Firmicutes-Stämme. Interessanterweise ist das eine ähnliche Mischung an Darmbakterien, die wir auch bei Patienten mit Diabetes oder starkem Übergewicht beobachten können. Zudem ist bei Patienten mit Adipositas die Artenvielfalt im Darm deutlich geringer als bei Normalgewichtigen.

Aus Studien wissen wir, dass dieses Bakterienungleichgewicht starke Auswirkungen auf unsere Nahrungsverwertung, aber auch die Insulinfreisetzung und den Hormonhaushalt haben kann. Daher wird zunehmend der Einfluss des Mikrobioms auf die Entstehung eines metabolischen Syndroms und dessen Folgen diskutiert – und ist daher vermutlich auch bei der Entstehung der NAFLD von Bedeutung.

Auffällig ist auch die Tatsache, dass Patienten mit einer Fettleber eine erhöhte Durchlässigkeit der Darmwand zeigen (in der Fachsprache erhöhte intestinale Permeabilität genannt). Das bedeutet, dass durch Lücken in der Darmbarriere mehr Stoffe aus dem Darm in die Blutbahn gelangen können – also auch Bestandteile von Bakterien, entzündliche Botenstoffe und Nahrungsproteine. Welche Auswirkungen diese erhöhte Darmdurchlässigkeit genau auf die Leber hat, ist derzeit noch unklar.

Erste kleinere Studien mit Fettleberpatienten zeigen positive Effekte auf die Darmflora durch die therapeutische Gabe von Probiotika. Vergleicht man Patienten mit einer Fettleberhepatitis (NASH), die eine Lebensstiländerung durchführen und zusätzlich den Bakterienstamm Bifidobacterium longum erhalten, mit einer Vergleichsgruppe ohne zusätzliche Probiotikagabe, so zeigt die Gruppe mit der Probiotikatherapie eine deutliche Besserung nicht nur der Entzündungs- und Leberwerte im Blut, sondern auch einen verminderten Fettgehalt der Leber.

Inwieweit diese ersten Ergebnisse in der klinischen Praxis erfolgreich umgesetzt werden können, wird sich in den nächsten Jahren zeigen. Fest steht schon heute: Eine gesunde und artenreiche Darmflora ist für unseren Stoffwechsel eine wichtige Basis, die wir durch eine vollwertige Ernährung und die Vermeidung unnötiger Antibiotikagaben nicht aus dem Gleichgewicht bringen sollten.

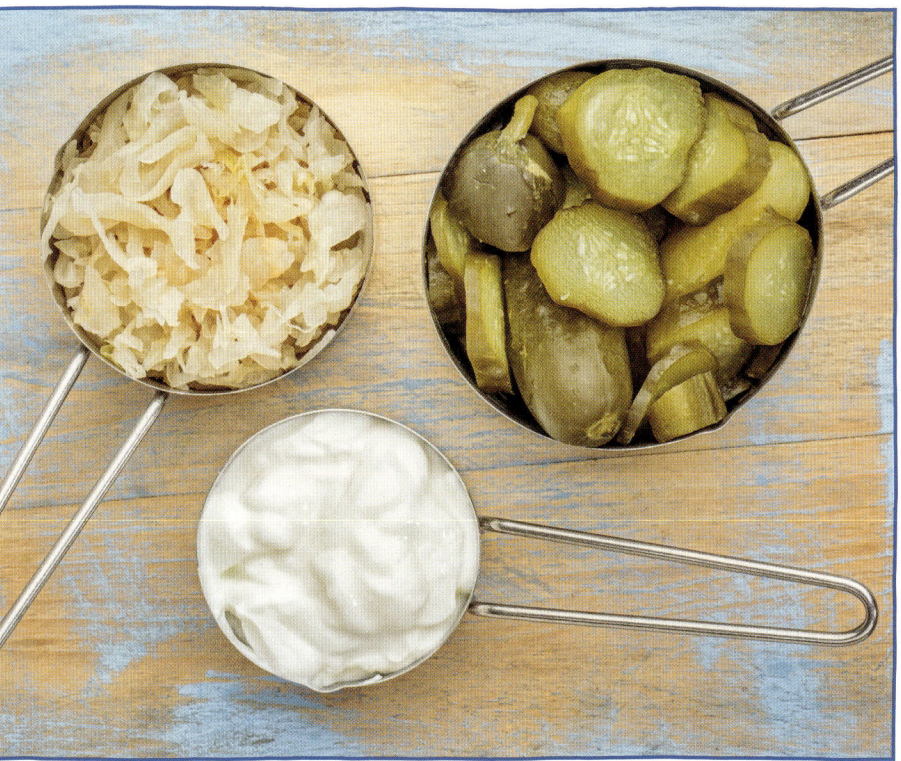

Probiotische Lebensmittel sind reich an wertvollen Milchsäurebakterien.

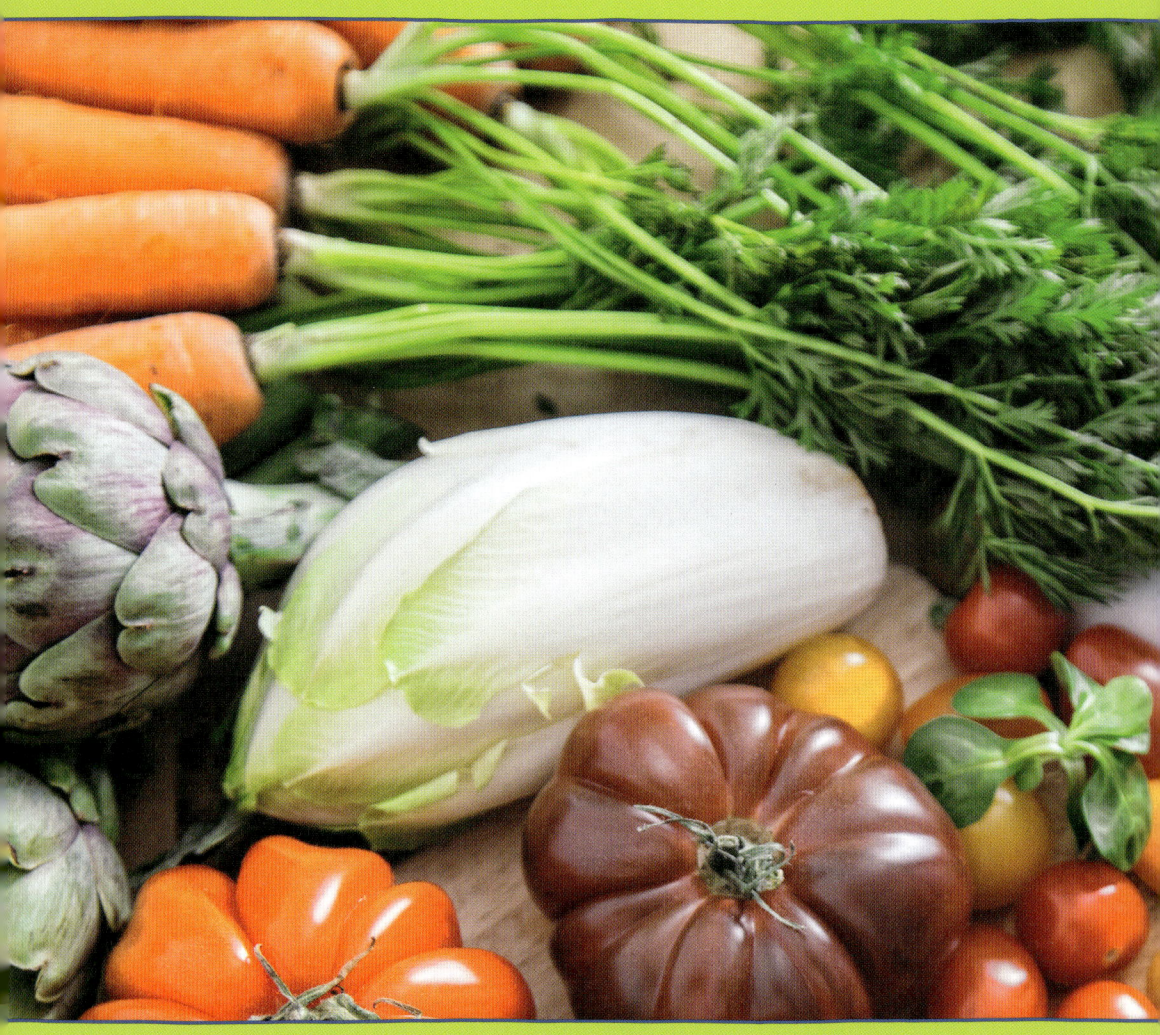

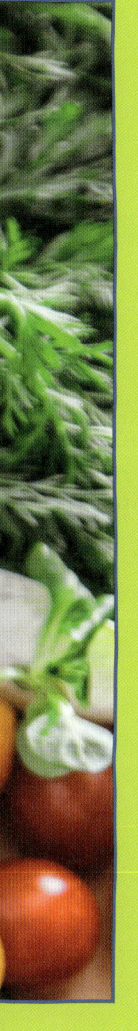

Lebergesunde Vitalkost – kochen Sie sich aus der Fettleberfalle

Eine lebergesunde Vitalkost kann die Fettdepots in unserem wichtigsten Stoffwechselorgan zum Schmelzen bringen – und dabei sogar noch richtig gut schmecken. Kochen Sie sich also aus der Fettleberfalle und verleihen Sie Ihrer Leber wieder mehr Energie. Unsere Rezeptideen helfen Ihnen dabei!

Die leberfreundlichen Rezepte wurden von Regina Rautenberg, Diplom-Oecotrophologin, entwickelt. Sie sind einfach nachzukochen, schmecken wunderbar und sorgen für Abwechslung auf dem Teller.

Wir haben für Sie abwechslungsreiche Rezeptideen für ein Zwei-Wochen-Programm mit Frühstück, Mittagessen und Abendessen zusammengestellt. Pro Tag enthalten die Mahlzeiten etwa 1.200 Kilokalorien, maximal 65 Gramm Kohlenhydrate und viel Eiweiß und Leberschutzstoffe.

Die Rezepte unterstützen Sie und Ihre Leber auf dem Weg aus der Fettleberfalle und bieten Anregungen für eine langfristige und nachhaltige Umstellung der Ernährung. Alle Rezepte sind für zwei Personen und ohne große Vorbereitungszeit mit leicht erhältlichen Zutaten einfach umzusetzen.

Zu Ihrer Information finden Sie unter jedem Rezept Angaben zur Kalorienzahl und Zusammensetzung der Makronährstoffe.

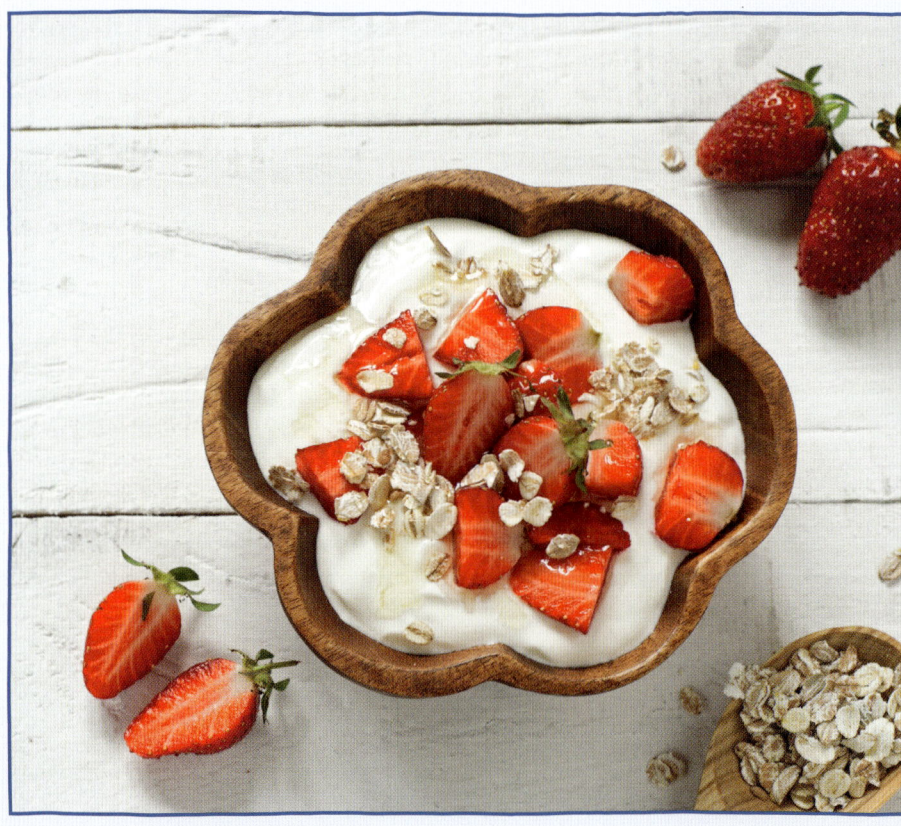

1. Tag

Frühstück

Joghurt mit Erdbeeren und Haferflocken

ZUTATEN FÜR 2 PERSONEN

- 250 g Erdbeeren
- 100 g Heidelbeeren
- 400 g griechischer Naturjoghurt (10 % Fett i. Tr.)
- 1 TL abgeriebene unbehandelte Limettenschale
- nach Wunsch flüssiges Stevia
- 1 EL Sesamsamen (20 g)
- 30 g Haferflocken

ZUBEREITUNG

Die Erdbeeren waschen, putzen und halbieren. Die Heidelbeeren verlesen, waschen und trocken tupfen. Die Früchte auf zwei Schälchen verteilen. Den Joghurt mit der Limettenschale verrühren und nach Wunsch mit etwas Stevia süßen. Den Joghurt auf das Obst geben. Die Sesamsamen und die Haferflocken drüberstreuen.

Pro Person:
ca. 400 Kilokalorien, 12 g Eiweiß, 27 g Fett, 27 g Kohlenhydrate, 7 g Ballaststoffe

HAFER ALS MEDIZIN?

Neu ist das nicht – vor der Entdeckung des Insulins 1921 waren Haferkuren fester Bestandteil der Diabetestherapie. Bei gefährlichen Anstiegen des Blutzuckerspiegels wurden die Patienten auf Haferkost gesetzt, wodurch sich zumindest vorübergehend die Blutzuckerwerte besserten. Heute erlebt Hafer in der Ernährungstherapie des Diabetes Typ 2 wieder eine Renaissance: Durch sogenannte Hafertage versucht man, die Blutzuckerwerte und damit den Insulinbedarf zu senken – und das mit Erfolg. Der Grund für die positive Wirkung auf den Blutzuckerspiegel liegt dabei wohl nicht nur in der reduzierten Kalorienzahl einer Haferkur, sondern auch an den im Hafer enthaltenen löslichen Ballaststoffen, den sogenannten Betaglucanen. Diese scheinen die Aufnahme von Kohlenhydraten aus dem Darm deutlich zu verzögern und einen positiven Effekt auf die Regulation des Fett- und Zuckerhaushaltes zu haben.

Mittagessen

Hähnchencurry mit Spargel und Zucker-schoten

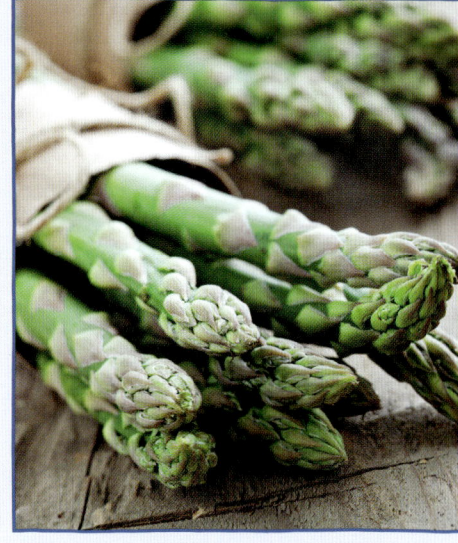

1. Den Spargel waschen, im unteren Drittel schälen, die Enden abschneiden und in Stücke schneiden. Die Zuckerschoten putzen, waschen und halbieren. Den Ingwer und den Knoblauch schälen und fein würfeln. Die Chilischote halbieren, entkernen, waschen und hacken.

2. Das Hähnchenbrustfilet waschen, trocken tupfen und in Würfel schneiden. Mit Salz und Pfeffer würzen und im heißen Öl 2 Minuten anbraten. Spargel, Zuckerschoten, Ingwer, Knoblauch und Chili dazugeben und weitere etwa 2 Minuten braten. Mit der Brühe und der Kokosmilch ablöschen und zugedeckt etwa 4 Minuten garen. Abschmecken. Mit den Hanfsamen bestreuen.

Pro Person:

ca. 440 Kilokalorien, 54 g Eiweiß, 20 g Fett, 10 g Kohlenhydrate, 8 g Ballaststoffe

---

ZUTATEN FÜR 2 PERSONEN

- 500 g grüner Spargel
- 200 g Zuckerschoten
- 1 Stück Ingwer (10 g)
- 1 Knoblauchzehe
- 1 Chilischote
- 400 g Hähnchenbrustfilet

- Salz
- Pfeffer
- 1 EL Rapsöl
- 100 ml Brühe
- 100 ml Kokosmilch
- 1 EL Hanfsamen (20 g)

Abendessen

Artischocken-salat mit Schinken, Tomate und Endivie

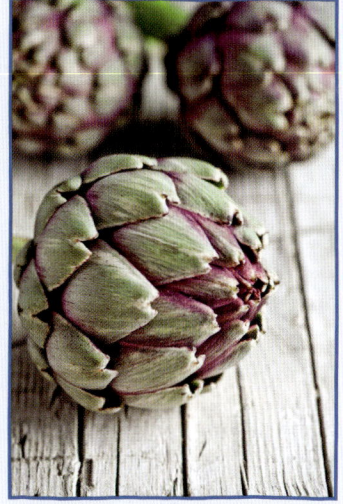

ZUBEREITUNG

1. Die Eier pellen und vierteln. Die Pinienkerne in einer beschichteten Pfanne goldbraun rösten. Das Brot in einem Toaster rösten und in kleine Würfel schneiden.
2. Die Artischocken abtropfen lassen und klein schneiden. Die Tomaten waschen und in Scheiben schneiden, dabei das Grün entfernen. Den Endiviensalat und den Radicchio putzen, waschen, zerpflücken und trocken schleudern. Den Schinken in Streifen schneiden. Die vorbereiteten Zutaten mischen.
3. Zitronensaft, Brühe, Öl, Salz, Pfeffer und Senf verrühren. Abschmecken. Die Marinade über den Salat geben. Die Kapern und die Petersilie untermischen. Den Salat mit Eiern, Pinienkernen und Croûtons anrichten.

Pro Person:
ca. 350 Kilokalorien, 26 g Eiweiß, 19 g Fett, 19 g Kohlenhydrate, 18 g Ballaststoffe

ZUTATEN FÜR 2 PERSONEN

- 2 hart gekochte Eier
- 1 EL Pinienkerne (20 g)
- 1 Scheibe Dinkelbrot (50 g)
- 1 Dose Artischocken (250 g Abtropfgewicht)
- 300 g Tomaten
- 50 g Endiviensalat
- 50 g Radicchio
- 100 g gekochter Schinken
- 2 EL Zitronensaft
- 1 EL Gemüsebrühe
- 1 EL Leinöl
- Salz
- Pfeffer
- 1 TL mittelscharfer Senf
- 1 TL kleine Kapern
- 1 EL gehackte Petersilie

2. Tag

Frühstück

Dinkelmüsli mit Leinsamen und Himbeeren

ZUBEREITUNG

Die Dinkelflocken, den Leinsamen und die Walnüsse mischen. Die Himbeeren verlesen, waschen und trocken tupfen. Das Müsli und die Beeren auf zwei Schälchen verteilen. Mit Vanille bestreuen. Die Milch darübergießen. Nach Wunsch mit Zitronenmelisseblättchen anrichten.

Pro Person:

ca. 410 Kilokalorien, 18 g Eiweiß, 19 g Fett, 36 g Kohlenhydrate, 15 g Ballaststoffe

ZUTATEN FÜR 2 PERSONEN

- 40 g Dinkelflocken
- 1 TL Leinsamen (10 g)
- 1 EL gehackte Walnüsse (20 g)
- 500 g Himbeeren
- 1 TL Vanillepulver
- ½ ℓ Milch
- nach Wunsch Zitronenmelisse

Mittagessen

Gebratene Heringe mit Mandelbrokkoli

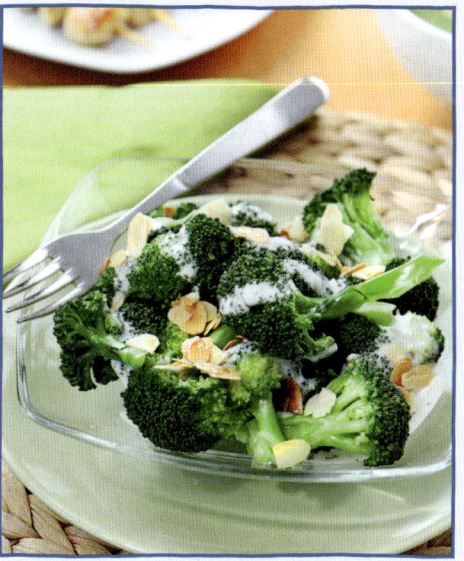

ZUBEREITUNG

1. Den Brokkoli putzen, waschen und in Röschen teilen. Den Schinken in feine Streifen schneiden. Die Chilischote längs halbieren, entkernen, waschen und fein hacken. Den Schinken und die Mandelblättchen in einer beschichteten Pfanne ohne Fett goldbraun rösten. Beiseitestellen.

2. Die Heringe waschen, trocken tupfen und von innen und außen mit Salz und Pfeffer würzen. Im Mehl wenden. 2 Teelöffel Öl in einer beschichteten Pfanne erhitzen und die Heringe darin von beiden Seiten 3 bis 4 Minuten braten.

3. Das restliche Öl erhitzen, den Brokkoli darin kurz anbraten. Die Chilischote dazugeben und kurz mitbraten. Mit der Brühe ablöschen und etwa 5 Minuten dünsten. Die Heringe mit dem Gemüse anrichten. Die Mandel-Schinken-Mischung darübergeben.

ZUTATEN FÜR 2 PERSONEN

- 500 g Brokkoli
- 4 dünne Scheiben Lachsschinken (à 10 g)
- 1 kleine Chilischote
- 20 g Mandelblättchen
- 2 küchenfertige Heringe (à ca. 200 g)
- Salz
- Pfeffer
- 1 TL Dinkelmehl
- 3 TL Rapsöl
- 5 EL Gemüsebrühe

Pro Person:
ca. 440 Kilokalorien, 31 g Eiweiß, 32 g Fett, 9 g Kohlenhydrate, 6 g Ballaststoffe

Abendessen

Geflügel-Chicorée-Salat mit Curry-dressing

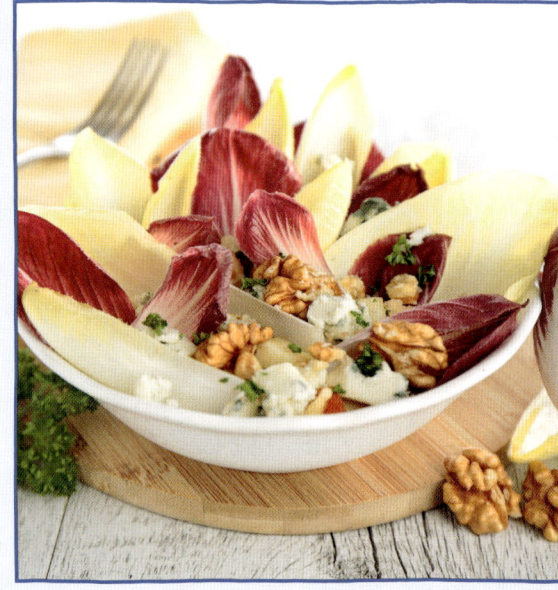

ZUBEREITUNG

1. Das Hähnchenbrustfilet waschen, trocken tupfen und mit Salz und Pfeffer würzen. Brühe, Wacholderbeeren, Pimentkörner und Lorbeerblatt aufkochen. Das Fleisch dazugeben und etwa 15 Minuten gar ziehen lassen.

ZUTATEN FÜR 2 PERSONEN

- 300 g Hähnchenbrustfilet
- Salz
- Pfeffer
- ⅛ ℓ Gemüsebrühe
- 3 Wacholderbeeren
- 2 Pimentkörner
- 1 Lorbeerblatt
- 250 g Möhren
- 150 g Staudensellerie
- 1 Staude Chicorée
- 300 g Vollmilchjoghurt
- 1 EL Zitronensaft
- 1–2 TL Curry
- 1 TL gehackte Walnüsse (10 g)

2. Die Möhren putzen und in Streifen schneiden. Den Staudensellerie und den Chicorée putzen, waschen und in Scheiben beziehungsweise Streifen schneiden. Das Hähnchenfleisch herausnehmen und in Stücke schneiden. Alle Zutaten mischen.
3. Den Joghurt, den Zitronensaft, Curry, Salz und Pfeffer verrühren. Abschmecken. Über den Salat geben, untermischen und mit den gehackten Walnüssen bestreuen.

Pro Person:

ca. 350 Kilokalorien, 44 g Eiweiß, 11 g Fett, 16 g Kohlenhydrate, 5 g Ballaststoffe

3. Tag

Frühstück

Ziegenkäse mit gehackten Haselnüssen auf Rucolasalat

ZUBEREITUNG

Den Rucola verlesen, putzen, waschen und trocken tupfen. Die Tomaten waschen und halbieren. Den Löwenzahn verlesen, waschen und trocken tupfen. Die Tomaten, den Rucola und den Löwenzahn mischen. Den Essig, das Öl, Salz und Pfeffer verrühren. Über den Salat träufeln. Auf zwei Teller verteilen. Den Käse daraufsetzen und mit den Nüssen bestreuen.

Pro Person:
ca. 400 Kilokalorien, 18 g Eiweiß, 29 g Fett, 16 g Kohlenhydrate, 4 g Ballaststoffe

ZUTATEN FÜR 2 PERSONEN

- 50 g Rucola
- 300 g Kirschtomaten
- 10 Löwenzahnblätter
- 1–2 TL Aceto balsamico
- 1 EL Leinöl
- Salz
- Pfeffer
- 4 Scheiben Ziegenkäse-rolle (à 30 g)
- 1 EL gehackte Haselnüsse (20 g)

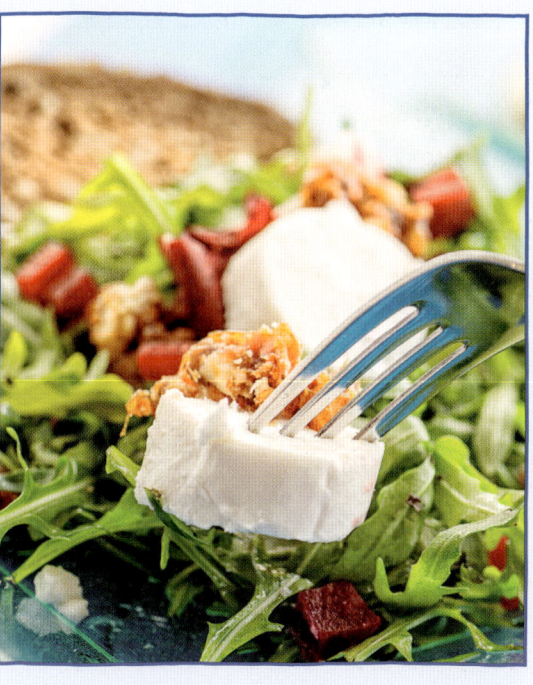

Mittagessen

Spiegelei mit Pastinakenstampf und roten Zwiebeln

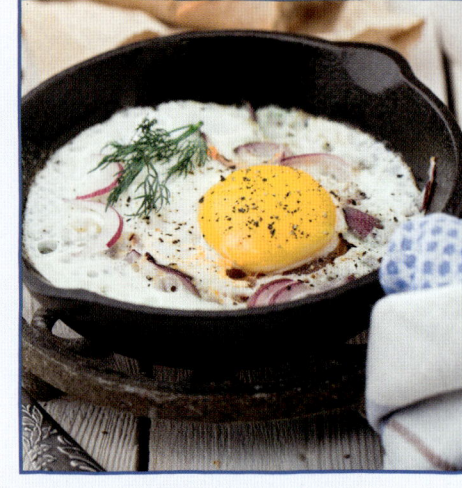

ZUBEREITUNG

1. Die Pastinaken schälen und in kleine Stücke schneiden. Die Kartoffeln schälen, waschen und in Stücke schneiden. Beides in gesalzenem Wasser etwa 20 Minuten garen.

2. Die Zwiebel schälen, in Ringe schneiden und im heißen Öl etwa 3 Minuten braten. Die Tomaten waschen, vierteln, dabei das Grün entfernen und in Würfel schneiden. Zu den Zwiebeln geben. Beiseitestellen. Den Schafskäse würfeln. Den Löwenzahn waschen, trocken tupfen und hacken.

3. Die Pastinaken-Kartoffel-Mischung abgießen, das Kochwasser dabei auffangen und die Masse grob zerdrücken. Die heiße Milch und etwas Kochwasser untermischen. Den Käse und den Löwenzahn unterheben. Mit Salz, Pfeffer und Muskatnuss abschmecken.

4. In der heißen Butter die Spiegeleier braten. Mit Salz würzen. Den Stampf mit den Spiegeleiern anrichten. Die Zwiebelmischung darüber verteilen.

ZUTATEN FÜR 2 PERSONEN

- 300 g Pastinaken
- 200 g mehlig kochende Kartoffeln
- Salz
- 1 rote Zwiebel
- 1 EL Rapsöl
- 200 g Tomaten
- 50 g Schafskäse
- 3 junge Löwenzahnblätter
- 50 ml Milch
- Pfeffer
- frisch geriebene Muskatnuss
- 1 TL Butter
- 4 Eier

Pro Person:
ca. 450 Kilokalorien, 22 g Eiweiß, 25 g Fett, 33 g Kohlenhydrate, 5 g Ballaststoffe

Abendessen

Lachscarpaccio mit Rucola-Öl und Pinienkernen

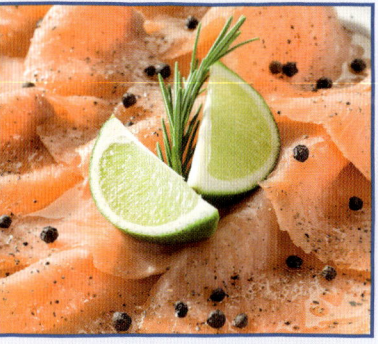

ZUBEREITUNG

1. Die Lachsscheiben fächerartig auf eine Platte legen. Den Staudensellerie und die Paprikaschote putzen, waschen und in feine Scheiben beziehungsweise Würfel schneiden. Das Gemüse auf dem Lachs verteilen. Die Kapern drüberstreuen.

2. Die Pinienkerne in einer beschichteten Pfanne ohne Fett rösten. Herausnehmen. Den Rucola verlesen, putzen, waschen und trocken schleudern. Die Hälfte davon hacken und in einen Rührbecher geben. Den Limettensaft, die

ZUTATEN FÜR 2 PERSONEN

- 175 g geräucherter Lachs in dünnen Scheiben
- 250 g Staudensellerie
- 1 Paprikaschote
- 1 EL kleine Kapern
- 1 EL Pinienkerne (20 g)
- 50 g Rucola
- 1 EL Limettensaft
- 2–3 EL Gemüsebrühe
- 2 EL Olivenöl
- Salz
- Pfeffer

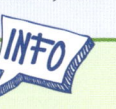

LÖWENZAHN: MEHR ALS UNKRAUT

Meistens landet er unter dem Rasenmäher und nicht auf dem Teller, jedoch zu Unrecht: Löwenzahn (Taraxacum officinale) ist weit mehr als ein Unkraut und nicht nur reich an Vitamin C, E und Magnesium, sondern auch lebergesund. Das robuste Wildkraut enthält Bitterstoffe und fördert den Gallenfluss, wirkt antioxidativ und regt die Entgiftungsleistung der Leber an. Neben Frischpflanzenpresssaft und Teezubereitungen können die zarten und jungen Blätter der Löwenzahn-Pflanze auch als Salat verzehrt werden.

Brühe und das Öl dazugeben und fein pürieren. Mit Salz und Pfeffer abschmecken. Die Marinade über dem Carpaccio verteilen. Mit dem restlichen Rucola und den Pinienkernen bestreuen.

Pro Person:

ca. 350 Kilokalorien, 23 g Eiweiß, 26 g Fett, 5 g Kohlenhydrate, 5 g Ballaststoffe

4. Tag

Frühstück

Papayasalat mit Quark

ZUTATEN FÜR 2 PERSONEN

- 1 EL gehackte Mandeln (20 g)
- 1 Papaya
- 1 EL Zitronensaft
- 200 g Himbeeren
- 300 g Speisequark (20 % Fett i. Tr.)
- 75 g Vollmilchjoghurt
- 1 TL Vanillepulver
- 40 g Haferkleie

ZUBEREITUNG

1. Die Mandeln in einer beschichteten Pfanne goldbraun rösten. Abkühlen lassen. Die Papaya halbieren, die Kerne herauslöffeln und die Hälften schälen. Das Fruchtfleisch in Würfel schneiden. Den Zitronensaft darüberträufeln. Die Himbeeren verlesen, waschen und dazugeben. Das Obst auf zwei Schälchen verteilen.
2. Den Quark, den Joghurt und die Vanille verrühren. Auf das Obst geben. Mit den Mandeln und der Haferkleie bestreuen.

Pro Person:
ca. 400 Kilokalorien, 27 g Eiweiß, 16 g Fett, 33 g Kohlenhydrate, 10 g Ballaststoffe

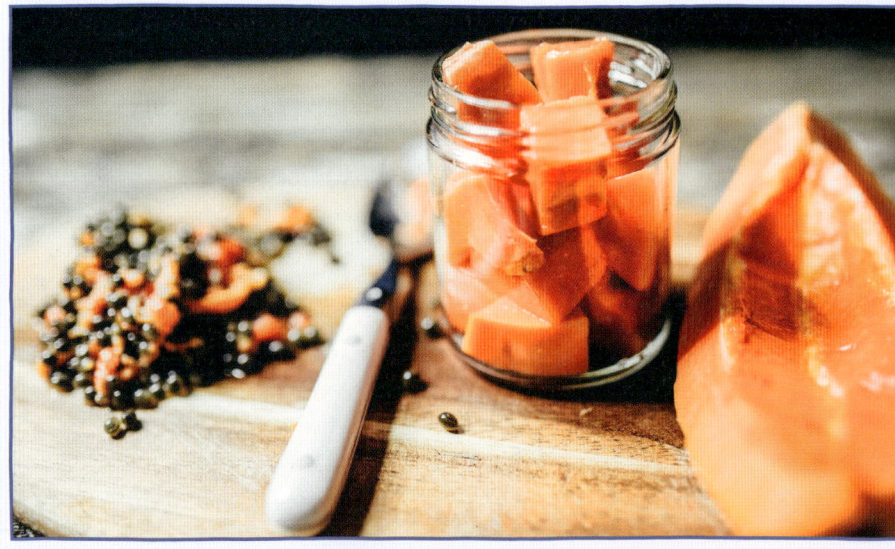

Mittagessen

Sesam-Thunfisch-steak mit Spargel

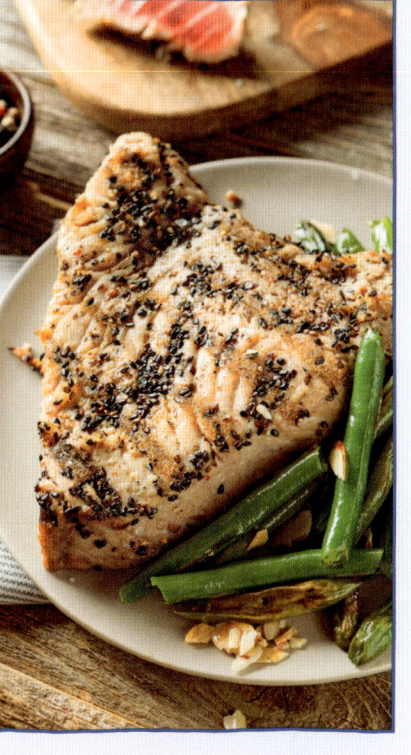

ZUBEREITUNG

1. Das Thunfischfilet waschen, trocken tupfen und in zwei Stücke schneiden. Mit Salz und Pfeffer würzen und mit dem Limettensaft einpinseln.
2. Die Sesamsamen in einer beschichteten Pfanne ohne Fett goldbraun rösten. Den Spargel waschen, im unteren Drittel schälen und die Enden abschneiden. Den Spargel in gesalzenem Wasser etwa 8 Minuten kochen.
3. Die Tomaten häuten, halbieren, entkernen und in Würfel schneiden. Die Knoblauchzehe und die Schalotte schälen, fein würfeln und in 1 Teelöffel heißem Öl andünsten. Die Tomatenwürfel dazugeben und etwa 3 Minuten dünsten.
4. Das restliche Öl in einer beschichteten Pfanne erhitzen und den Thunfisch darin von jeder Seite 1 Minute braten. Mit Sesam bestreuen. Den Spargel herausnehmen und auf Teller verteilen. Den Koriander unter die geschmorten Tomaten mischen, mit Salz und Pfeffer würzen. Die Tomaten und den Thunfisch zu dem Spargel geben.

ZUTATEN FÜR 2 PERSONEN

- 250 g Thunfischfilet
- Salz
- Pfeffer
- 1 TL Limettensaft
- 20 g Sesamsamen
- 750 g grüner Spargel
- 250 g Tomaten
- 1 Knoblauchzehe
- 1 Schalotte
- 2 TL Rapsöl
- 1 EL gehackter Koriander

Pro Person:
ca. 410 Kilokalorien, 36 g Eiweiß, 30 g Fett, 10 g Kohlenhydrate, 7 g Ballaststoffe

Abendessen

Marinierter Tofu mit Chicorée-Möhren-Salat

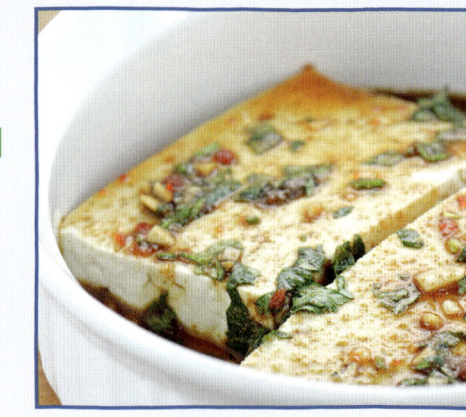

ZUBEREITUNG

1. Den Tofu würfeln. Den Knoblauch und den Ingwer schälen und fein hacken. Die Chilischote putzen, waschen und fein schneiden. 1 Esslöffel Öl, Zitronensaft, Koriander, Chili, Ingwer und Knoblauch verrühren und über den Tofu geben. Etwa 20 Minuten marinieren.
2. Den Chicorée und die Lauchzwiebeln putzen, waschen und klein schneiden. Die Möhren putzen und in Streifen schneiden. Die Sprossen waschen und gut abtropfen lassen. Das Gemüse mischen. Brühe, Essig, restliches Öl, Sojasoße, Salz und Pfeffer verrühren und über den Salat geben. Den Tofu dazugeben und mit den Haselnüssen bestreuen.

Pro Person:
ca. 350 Kilokalorien, 21 g Eiweiß, 23 g Fett, 15 g Kohlenhydrate, 8 g Ballaststoffe

---

ZUTATEN FÜR 2 PERSONEN

- 200 g Tofu
- 1 Knoblauchzehe
- 1 kleines Stück Ingwer (10 g)
- 1 Chilischote
- 2 EL Leinöl
- 1 EL Zitronensaft
- 1 EL gehackter Koriander
- 1 Staude Chicorée
- 2 Lauchzwiebeln
- 250 g Möhren
- 100 g Mungobohnensprossen
- 3 EL Gemüsebrühe
- 1 EL Weißweinessig
- 1 EL Sojasoße
- Salz
- Pfeffer
- 1 EL gehackte Haselnüsse (20 g)

5. Tag

Frühstück

Spiegeleier mit Schinken und Gemüsestreifen

ZUTATEN FÜR 2 PERSONEN

- 1 Kohlrabi
- 300 g Salatgurke
- 1 Paprikaschote
- 30 g Rucola
- 300 ml Buttermilch
- 2 EL gehackte Petersilie
- Salz
- Pfeffer
- 100 g gekochter Schinken
- 1 EL Butter
- 4 Eier

ZUBEREITUNG

1. Den Kohlrabi und die Gurke schälen und in Streifen schneiden. Die Paprikaschote längs halbieren, putzen, waschen und in Streifen schneiden. Den Rucola verlesen, waschen, trocken tupfen und grob hacken.
2. Die Buttermilch mit der Petersilie fein pürieren. Mit Salz und Pfeffer abschmecken. Auf zwei Gläser verteilen.
3. Den Schinken in Streifen schneiden. Die Butter in einer beschichteten Pfanne erhitzen und den Schinken kurz anbraten. Die Eier draufschlagen und zu Spiegeleiern braten. Mit Salz würzen. Den Rucola drüberstreuen und die Spiegeleier mit dem Gemüse anrichten. Den Petersiliendrink dazureichen.

Pro Person:
ca. 390 Kilokalorien, 35 g Eiweiß, 20 g Fett, 18 g Kohlenhydrate, 4 g Ballaststoffe

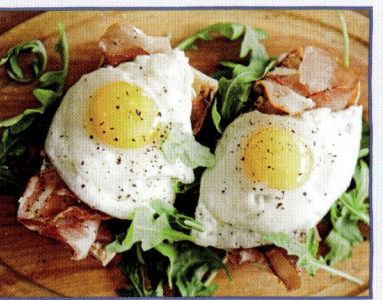

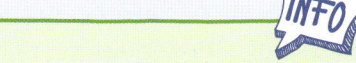

EIER

Sie sind hervorragende Eiweißlieferanten für den Muskelaufbau und dazu noch reich an Vitamin A, D, Folsäure und Lecithin. Ein durchschnittlich großes Ei deckt den Tageseiweißbedarf eines Erwachsenen zu 15 Prozent. Das Gute daran: Eier gehören zu den Nahrungsmitteln, die so gut wie keine Kohlenhydrate haben (100 g Ei < 1 g Kohlenhydrate) und sich daher gut für eine lebergesunde Vitalkost eignen.

Mittagessen

Minestrone mit Löwen-zahnpesto

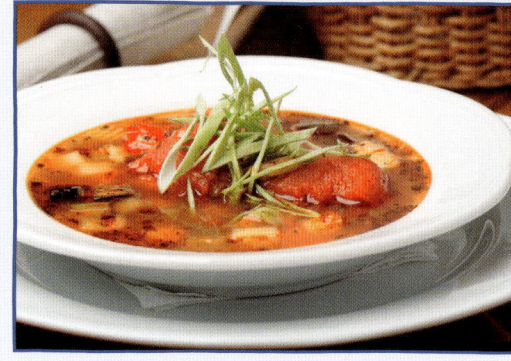

ZUBEREITUNG

1. Die Tomaten häuten und grob hacken. Die Bohnen putzen, waschen und halbieren. Den Fenchel putzen, waschen und in Streifen schneiden.
2. Die Zwiebel und den Knoblauch schälen, fein würfeln und im heißen Rapsöl andünsten. Das vorbereitete Gemüse und die Erbsen dazugeben, andünsten und mit Rosmarin, Salz und Pfeffer würzen. Die Brühe (bis auf 2 Esslöffel) dazugießen, aufkochen und etwa 15 Minuten köcheln lassen.
3. Den Löwenzahn waschen, trocken tupfen, hacken und in einen Rührbecher hineingeben. Die restlichen Zutaten und die Brühe dazugeben und mit dem Stabmixer fein pürieren. Mit Salz und Pfeffer abschmecken. Das Pesto zu der Minestrone reichen.

Pro Person:

ca. 450 Kilokalorien, 16 g Eiweiß, 34 g Fett, 20 g Kohlenhydrate, 10 g Ballaststoffe

---

ZUTATEN FÜR 2 PERSONEN

- 250 g Tomaten
- 250 g grüne Bohnen
- 1 Fenchelknolle
- 1 Zwiebel
- 1 Knoblauchzehe
- 1 EL Rapsöl
- 50 g tiefgefrorene Erbsen
- 1 EL gehacktes Rosmarin
- Salz

- Pfeffer
- ½ ℓ Gemüsebrühe
- 5 junge Blätter Löwenzahn
- 2 EL gehackte Petersilie
- 30 g geriebener Parmesankäse
- 25 g gehackte Walnüsse
- 1 EL Zitronensaft
- 2 EL Olivenöl

Abendessen

Heringssalat mit Rote Bete und Walnüssen

ZUTATEN FÜR 2 PERSONEN

- 2 Bismarckheringfilets (à 75 g)
- 2 Knollen Rote Bete (ca. 160 g, gegart und vakuumverpackt)
- 1 Apfel
- 1 Schalotte
- 75 g Feldsalat
- 200 g Vollmilchjoghurt
- 1 EL gehackter Dill
- Salz
- Pfeffer
- nach Wunsch flüssiges Stevia
- 1 TL gehackte Walnüsse (10 g)

ZUBEREITUNG

1. Den Bismarckhering in kleine Stücke schneiden. Die Rote Bete in Würfel schneiden. Den Apfel waschen, vierteln, entkernen und in kleine Würfel schneiden. Die Schalotte schälen und hacken. Den Feldsalat verlesen, waschen und trocken schleudern. Alle Zutaten mischen.

2. Den Joghurt und den Dill verrühren. Mit Salz, Pfeffer und eventuell einigen Tropfen Stevia abschmecken. Das Dressing über den Salat geben und alles vermischen. Mit den gehackten Walnüssen bestreuen.

Pro Person:
ca. 350 Kilokalorien, 19 g Eiweiß, 20 g Fett, 23 g Kohlenhydrate, 5 g Ballaststoffe

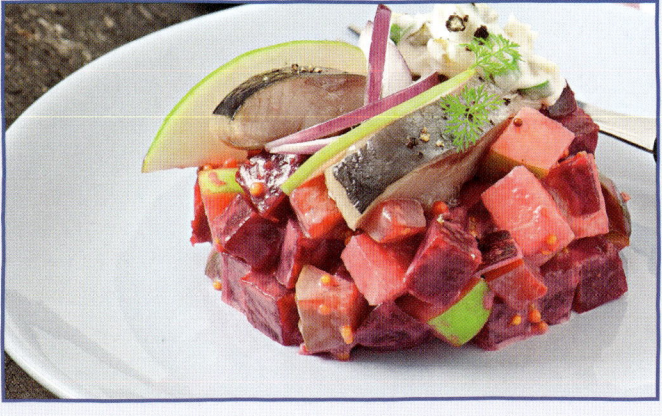

6. Tag

Frühstück

Müsli mit Bananen und Zimtjoghurt

ZUBEREITUNG

Die Müslimischung auf zwei Schälchen verteilen. Die Bananen schälen und in Scheiben schneiden. Zum Müsli dazugeben. Joghurt, Quark und Zimt verrühren. Die Joghurt-Quark-Creme auf die Bananen geben und mit Hanfsamen bestreuen.

Pro Person:
ca. 400 Kilokalorien, 21 g Eiweiß, 13 g Fett, 43 g Kohlenhydrate, 6 g Ballaststoffe

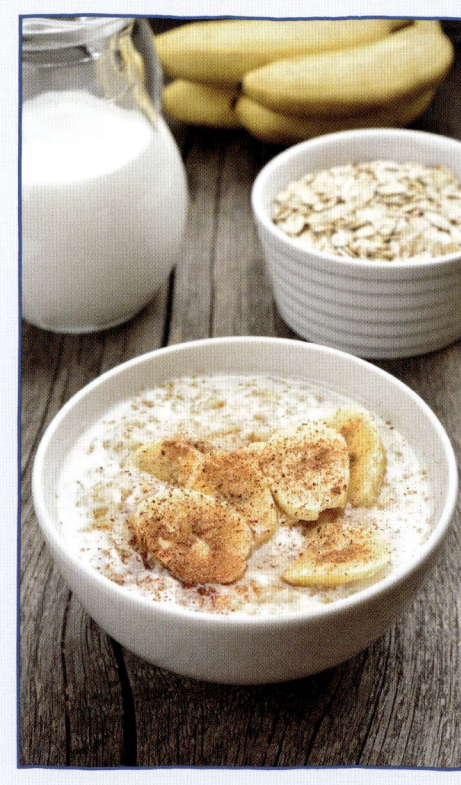

ZUTATEN FÜR 2 PERSONEN

- 50 g Basis-Müslimischung (ohne Zucker, Früchte und Nüsse)
- 2 kleine Bananen
- 300 g Vollmilchjoghurt
- 150 g Speisequark (20 % Fett i. Tr.)
- ½–1 TL gemahlener Zimt
- 1 TL Hanfsamen (10 g)

Mittagessen

Lammlachse mit Balsamico-Gemüse

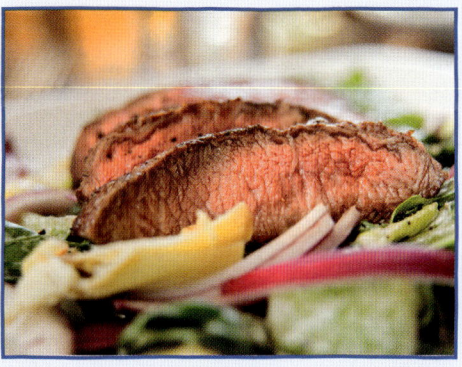

ZUBEREITUNG

1. Die Lammlachse waschen, trocken tupfen und in eine Schale legen. Olivenöl, Limettenschale und -saft, Salz und Pfeffer verrühren. Das Fleisch damit bestreichen und etwa 15 Minuten marinieren.
2. Die Paprikaschoten und die Zucchini putzen, waschen und in Streifen beziehungsweise Scheiben schneiden. Die Knoblauchzehe schälen und in Scheiben schneiden. Das Öl erhitzen und das Gemüse darin 2 Minuten anbraten. Den Knoblauch und die Kräuter dazugeben und kurz mitbraten. Mit Salz und Pfeffer würzen. Mit der Brühe und dem Aceto balsamico ablöschen und zugedeckt etwa 4 Minuten weitergaren.
3. Die Lammlachse in einer Grillpfanne etwa 8 Minuten braten. Den Radicchio putzen, waschen und in grobe Streifen schneiden.
4. Das Gemüse mit dem Radicchio und den Mandeln bestreuen und mit dem Lamm anrichten.

Pro Person:
ca. 440 Kilokalorien, 47 g Eiweiß, 25 g Fett, 7 g Kohlenhydrate, 6 g Ballaststoffe

---

ZUTATEN FÜR 2 PERSONEN

- 2 Lammlachse (à 200 g)
- 1 EL Olivenöl
- abgeriebene Schale und Saft von ½ unbehandelten Limette
- Salz
- Pfeffer
- 300 g Paprikaschoten
- 250 g Zucchini
- 1 Knoblauchzehe
- 1 EL Rapsöl
- 1 EL gehacktes Rosmarin
- 4 Salbeiblätter
- 3 EL Brühe
- 2 EL Aceto balsamico
- 100 g Radicchio
- 1 EL Mandelblättchen (20 g)

Abendessen

Schinken-Pilz-Omelett mit Löwenzahn-salat

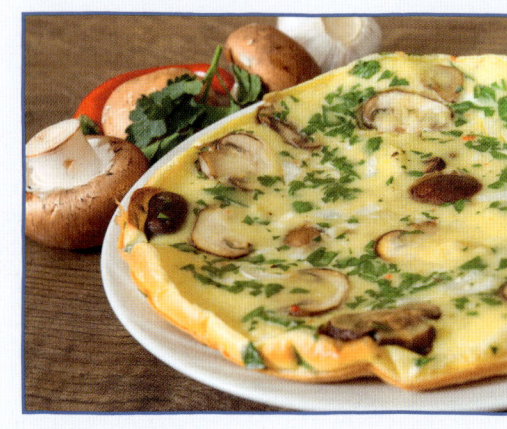

1. Die Champignons putzen und in Scheiben schneiden. Die Schalotte und die Knoblauchzehe schälen und fein würfeln. Den Schinken in Streifen schneiden. Das Öl in einer beschichteten Pfanne erhitzen und die Pilze darin etwa 5 Minuten anbraten. Den Knoblauch, die Schalotte und den Schinken dazugeben und mitbraten. Mit Salz, Pfeffer und Oregano würzen.
2. Die Eier, den Parmesankäse, Salz und Pfeffer verquirlen. Die Eiermasse über die Pilze geben und zugedeckt 10 bis 15 Minuten stocken lassen.

3. Den Löwenzahn waschen und trocken tupfen. Die Tomaten waschen und klein schneiden. Die Lauchzwiebel putzen, waschen und in feine Ringe schneiden. Beides mischen. Kapern und Zitronensaft verrühren und darübergeben. Mit Salz und Pfeffer abschmecken.
4. Das Omelett stürzen und mit dem Löwenzahn bestreuen. Dazu die Tomatensalsa reichen.

ZUTATEN FÜR 2 PERSONEN

- 250 g Champignons
- 1 Schalotte
- 1 Knoblauchzehe
- 4 Scheiben Lachsschinken (60 g)
- 1 EL Rapsöl
- Salz
- Pfeffer
- etwas getrockneter Oregano
- 4 Eier
- 30 g geriebener Parmesankäse
- 50 g Löwenzahn
- 250 g Kirschtomaten
- 1 Lauchzwiebel
- 1 TL Kapern
- 1 TL Zitronensaft

Pro Person:
ca. 350 Kilokalorien, 30 g Eiweiß, 21 g Fett, 8 g Kohlenhydrate, 5 g Ballaststoffe

7. Tag

Frühstück

Beeren-Müsli mit Dinkel und Chiasamen

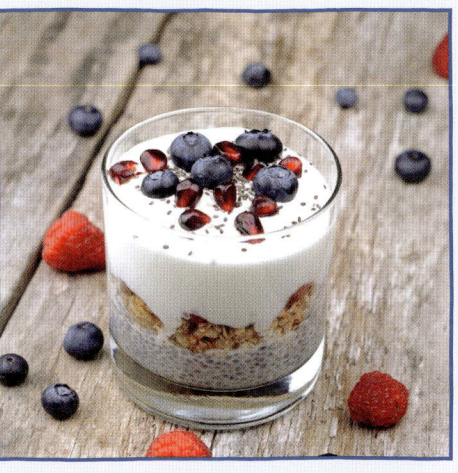

ZUBEREITUNG

1. Die Brombeeren und die Heidelbeeren verlesen, waschen und trocken tupfen. Die Erdbeeren waschen, putzen und halbieren. Die Früchte mischen. Den Quark, den Joghurt und die Zitronenschale verrühren. Die Beeren unterheben. Nach Wunsch mit etwas Stevia süßen.
2. Den Beerenquark auf zwei Schälchen verteilen. Mit den Dinkelflocken, den Walnüssen und den Chiasamen bestreuen.

Pro Person:
ca. 400 Kilokalorien, 23 g Eiweiß, 19 g Fett, 30 g Kohlenhydrate, 12 g Ballaststoffe

ZUTATEN FÜR 2 PERSONEN

- 200 g Brombeeren
- 100 g Heidelbeeren
- 100 g Erdbeeren
- 200 g Speisequark (20 % Fett i. Tr.)
- 100 g Vollmilchjoghurt
- 1 TL abgeriebene unbehandelte Zitronenschale
- nach Wunsch flüssiges Stevia
- 40 g Dinkelflocken
- 1 EL gehackte Walnüsse (20 g)
- 1 EL Chiasamen (20 g)

CHIASAMEN

Sie sind Samen einer Salbeipflanze, die aus Mexiko, Guatemala und Nicaragua stammt und bereits bei den Maya und Azteken als sättigendes Nahrungsmittel beliebt war. Chiasamen sind gute Eiweißlieferanten reich an Eisen und Kalzium und auch eine hervorragende Quelle für die Versorgung mit Omega-3-Fettsäuren.

Mittagessen

Lachsfilet im Knoblauchsud

ZUBEREITUNG

1. Das Lachsfilet waschen, trocken tupfen und in zwei Stücke schneiden. Den Pfeffer zerstoßen und den Lachs mit Salz, Pfeffer und Chili würzen. Den Knoblauch schälen und in dünne Scheiben schneiden.
2. Die Möhren putzen und in Streifen schneiden. Den Fenchel putzen, waschen und in Streifen schneiden oder hobeln. Die Schalotte schälen, fein würfeln und in 1 Teelöffel heißem Öl andünsten. Das Gemüse dazugeben und zugedeckt 8 bis 10 Minuten dünsten.
3. Das Lachsfilet im restlichen heißen Öl 2 Minuten anbraten. Den Knoblauch hinzufügen, andünsten und mit dem Zitronensaft und der Brühe ablöschen. Zugedeckt etwa 5 Minuten gar ziehen lassen.
4. Das Gemüse mit etwas Salz würzen und mit der Petersilie bestreuen. Mit dem Lachs und Sud anrichten.

Pro Person:
ca. 450 Kilokalorien, 34 g Eiweiß, 26 g Fett, 19 g Kohlenhydrate, 9 g Ballaststoffe

ZUTATEN FÜR 2 PERSONEN

- 300 g Lachsfilet ohne Haut
- 1 TL bunter Pfeffer
- Salz
- Chiliflocken
- 2 Knoblauchzehen
- 1 Bund Möhren
- 1 kleine Fenchelknolle
- 1 Schalotte
- 3 TL Rapsöl
- 2 EL Zitronensaft
- ⅛ ℓ Gemüsebrühe
- 1 EL gehackte Petersilie

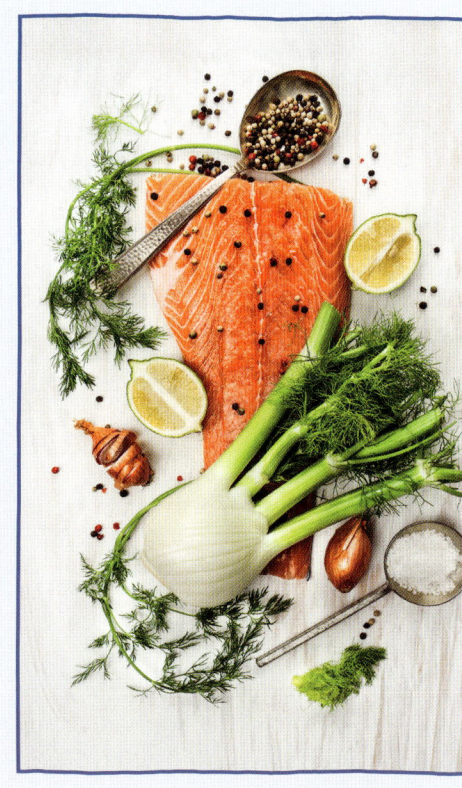

Abendessen

Avocadosalat mit Ei und Garnelen

ZUTATEN FÜR 2 PERSONEN

- 2 hart gekochte Eier
- 30 g rote Linsen
- Salz
- 50 g Radicchio
- 50 g Feldsalat
- 1 Avocado
- 2 EL Zitronensaft
- 100 g Garnelen, roh und ohne Schale
- 1 TL Rapsöl
- 3 EL Gemüsebrühe
- Pfeffer
- 1 Knoblauchzehe
- 2 EL Kresse

ZUBEREITUNG

1. Die Eier pellen und vierteln. Die roten Linsen nach Packungsanweisung in gesalzenem Wasser kochen. Abgießen und kalt abschrecken.

2. Den Radicchio putzen, waschen, zerpflücken und trocken schleudern. Den Feldsalat verlesen, waschen und trocken schleudern. Die Avocado halbieren und den Kern entfernen. Die Hälften schälen und in Würfel schneiden. Sofort mit 1 Esslöffel Zitronensaft beträufeln. Linsen, Blattsalate und Avocado mischen. Die Garnelen in 1/2 Teelöffel heißem Öl 3 Minuten braten. Herausnehmen und auf den Salat geben.

3. Den restlichen Zitronensaft, Brühe, das restliche Öl, Salz und Pfeffer verrühren. Die Knoblauchzehe schälen und durch eine Presse dazudrücken. Die Marinade über den Salat geben. Die Eier daraufgeben. Mit Kresse bestreuen.

Pro Person:
ca. 350 Kilokalorien,
21 g Eiweiß, 23 g Fett,
14 g Kohlenhydrate,
6 g Ballaststoffe

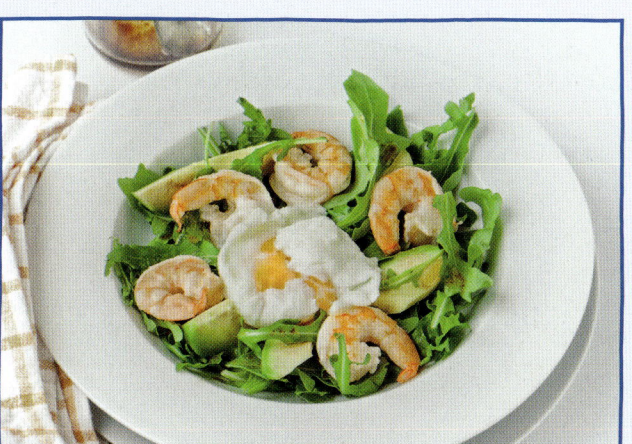

8. Tag

Frühstück

Krabben-Rührei mit Radicchiobrot

ZUTATEN FÜR 2 PERSONEN

- 2 Tomaten
- 50 g Radicchio
- 2 Scheiben Dinkelvoll-kornbrot (à 50 g)
- 4 Eier
- 4 EL Milch
- Salz
- Pfeffer
- 1 EL Butter
- 125 g Nordseekrabben-fleisch
- 1 EL gehackter Dill

ZUBEREITUNG

1. Die Tomaten waschen und in Scheiben schneiden. Den Radicchio putzen, waschen und in Blätter zerteilen. Die Brotscheiben mit dem Radicchio und den Tomatenscheiben belegen.
2. Die Eier, die Milch, Salz und Pfeffer verquirlen. Die Butter in einer beschichteten Pfanne erhitzen und aus der Eimasse ein Rührei zubereiten. Mit den Krabben und dem Dill bestreuen. Auf die Brotscheiben verteilen oder dazuessen.

Pro Person:

ca. 400 Kilokalorien, 30 g Eiweiß, 20 g Fett, 25 g Kohlenhydrate, 4 g Ballaststoffe

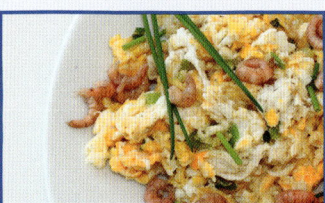

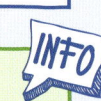

BITTERSTOFFE

Sie waren auf dem Speiseplan unserer Vorfahren durch den Verzehr von Wurzeln und Wildkräutern ein wichtiger und häufiger Bestandteil der Ernährung. Heute ist die Geschmacksrichtung bitter schon lange von ihrer süßen Konkurrenz verdrängt worden – und immer weniger Lebensmittel enthalten noch die natürlichen Bitterstoffe, die die Bildung von Enzymen in Leber und Bauchspeicheldrüse anregen und die Verdauung unterstützen. Bitterstoffe sorgen nicht nur in der Leber für Schwung und stimulieren die Produktion von Gallensaft und die Ausscheidung von Giftstoffen, sondern hemmen darüber hinaus auch unseren Appetit und senken die Blutfette – ideale Voraussetzungen also für Patienten mit Fettlebererkrankungen! Bitterstoffe finden sich in relativ hoher Konzentration in Salaten wie Chicorée, Endivie, Löwenzahn, Rucola und Radicchio sowie in Rosenkohl und Artischocken.

Mittagessen

Dinkelnudeln mit Artischocken und Serranoschinken

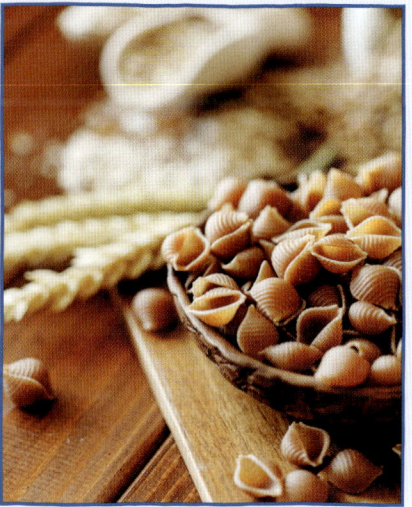

ZUBEREITUNG

1. Die Nudeln nach Packungsanweisung in gesalzenem Wasser bissfest kochen.

2. Die Artischocken abtropfen lassen und in Stücke schneiden. Die Lauchzwiebeln putzen, waschen, in Ringe schneiden und im heißen Öl anbraten. Die Artischocken dazugeben und kurz mitbraten. Die Erbsen untermischen. Mit Salz und Pfeffer würzen. Die Brühe und die Sahne hinzufügen und etwa 5 Minuten dünsten.

3. Den Schinken in Streifen schneiden und in die Soße geben. Die Nudeln abgießen, dabei etwas Kochwasser auffangen und tropfnass mit der Artischockensoße mischen. Mit Zitronensaft, Salz und Pfeffer abschmecken. Nach Wunsch noch etwas Kochwasser untermischen. Die Petersilie dazugeben. Auf Teller verteilen und mit dem Parmesankäse und den Walnüssen bestreuen.

Pro Person:
ca. 450 Kilokalorien, 22 g Eiweiß, 25 g Fett, 33 g Kohlenhydrate, 18 g Ballaststoffe

---

ZUTATEN FÜR 2 PERSONEN

- 60 g Dinkelnudeln
- Salz
- 1 Dose Artischocken (250 g Abtropfgewicht)
- 2 Lauchzwiebeln
- 1 EL Rapsöl
- 100 g tiefgefrorene Erbsen
- Pfeffer

- 100 ml Gemüsebrühe
- 3 EL Sahne
- 50 g Serranoschinken in dünnen Scheiben
- Zitronensaft
- 2 EL gehackte Petersilie
- 30 g geriebener Parmesankäse
- 1 EL gehackte Walnüsse (20 g)

Abendessen

Roastbeefröllchen mit Paprika auf Löwenzahn

1. Die Paprikaschoten putzen, waschen, in Streifen schneiden und in 1 Esslöffel heißem Öl anbraten. Mit Salz und Pfeffer würzen. Zugedeckt 2 bis 3 Minuten dünsten. Den Knoblauch schälen, fein hacken und kurz mitdünsten. Die Petersilie untermischen. Beiseitestellen und abkühlen lassen.
2. Die Roastbeefscheiben nebeneinanderlegen und die Paprika darauf verteilen. Aufrollen und mit Holzstäbchen zustecken.

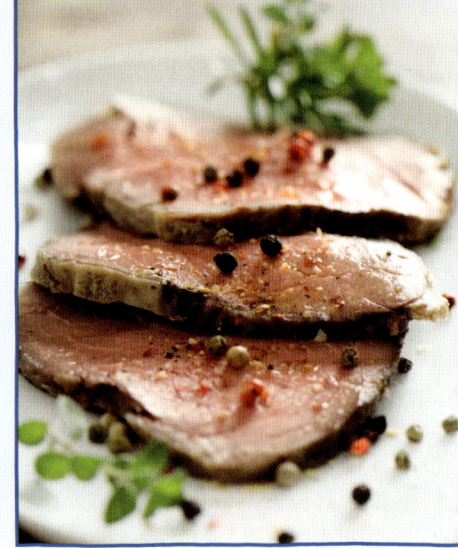

ZUTATEN FÜR 2 PERSONEN

- 2 Paprikaschoten
- 2 EL Rapsöl
- Salz
- Pfeffer
- 1 Knoblauchzehe
- 1 EL gehackte Petersilie
- 10 Scheiben Roastbeef (à 20 g)
- 8 kleine Löwenzahnblätter
- 100 g Endiviensalat
- 150 g Kirschtomaten
- 1 EL Aceto balsamico
- 1 TL Chiasamen (10 g)
- 25 g gehobelter Parmesankäse

3. Den Löwenzahn waschen und trocken tupfen. Den Endiviensalat putzen, waschen, trocken schütteln und zerpflücken. Die Tomaten waschen und halbieren. Die Salatzutaten mischen. Das restliche Öl, den Aceto balsamico, Salz und Pfeffer verrühren. Über den Salat geben. Mit den Chiasamen bestreuen. Den Salat auf Tellern anrichten. Die Röllchen darauflegen und mit Käse bestreuen.

Pro Person:
ca. 340 Kilokalorien, 31 g Eiweiß, 21 g Fett, 7 g Kohlenhydrate, 6 g Ballaststoffe

9. Tag

Frühstück

Tomaten-Löwen- zahn-Salat und Erdbeer-Smoothie

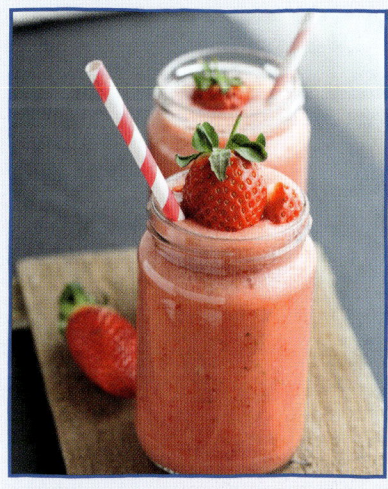

ZUBEREITUNG

1. Den Mozzarella in dünne Scheiben schneiden. Die Tomaten waschen und ebenfalls in Scheiben schneiden. Beides auf einem Teller fächerartig anrichten. Mit Salz und Pfeffer würzen. Etwas Aceto balsamico darüberträufeln. Den Löwenzahn waschen, trocken tupfen, hacken und drüberstreuen.

2. Die Dinkelflocken in einer beschichteten Pfanne ohne Fett rösten. Beiseitestellen. Die Erdbeeren waschen, putzen, in Stücke schneiden und in einen Rührbecher hinein- geben. Die Buttermilch und die Crème fraîche dazugeben und fein pürieren. Die Chiasamen unterrühren. Mit Zitronensaft und eventuell Stevia abschmecken. Den Smoothie auf zwei Gläser verteilen und mit den Flocken bestreuen.

Pro Person:
ca. 400 Kilokalorien, 24 g Eiweiß, 19 g Fett, 28 g Kohlenhydrate, 9 g Ballaststoffe

ZUTATEN FÜR 2 PERSONEN

- 100 g Mozzarella
- 250 g Kirschtomaten
- Salz
- Pfeffer
- einige Spritzer Aceto balsamico
- 4 kleine Löwenzahnblättchen
- 1 EL Dinkelflocken (20 g)

- 250 g Erdbeeren
- ½ ℓ Buttermilch
- 1 EL Crème fraîche (20 g)
- 1 EL Chiasamen (20 g)
- etwas Zitronensaft
- nach Wunsch etwas flüssiges Stevia

Mittagessen

Zitronen-Lachs aus dem Ofen mit Spitzkohl

ZUBEREITUNG

1. Den Backofen auf 200 °C vorheizen. Das Lachsfilet waschen, trocken tupfen und in zwei Stücke schneiden. Mit Salz und Pfeffer würzen. In eine flache, gefettete Auflaufform legen. Die Kapern hacken. Die Knoblauchzehe schälen und in Scheiben schneiden. Die Zitrone in 4 Scheiben schneiden. Die Kapern, den Knoblauch und die Zitrone auf den Lachs legen.

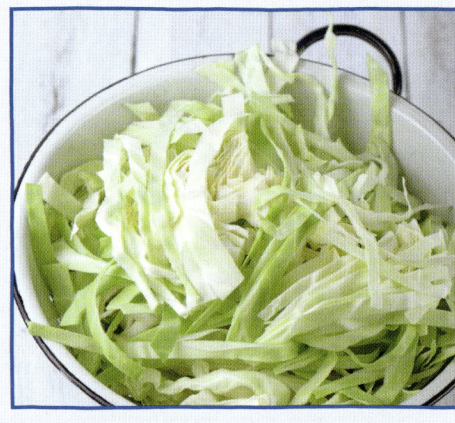

ZUTATEN FÜR 2 PERSONEN

- 250 g Lachsfilet mit Haut
- Salz
- Pfeffer
- 1 TL Kapern
- 1 Knoblauchzehe
- ½ unbehandelte Zitrone
- 1 kleiner Spitzkohl
- 1 Schalotte
- 1 EL Rapsöl
- 5 EL Gemüsebrühe
- 2 EL Schlagsahne
- 20 g Pinienkerne
- 1 EL gehackte Petersilie

2. Die äußeren Blätter vom Spitzkohl entfernen, den Kopf halbieren und den Strunk herausschneiden. Den Kohl in Streifen schneiden. Die Schalotte schälen, würfeln und im heißen Öl andünsten. Den Kohl dazugeben, leicht anbraten und mit der Brühe und der Sahne ablöschen. Würzen. Zugedeckt 8 bis 10 Minuten dünsten.

3. Den Lachs im heißen Ofen 12 bis 15 Minuten garen. Die Pinienkerne in einer beschichteten Pfanne goldbraun rösten. Das Gemüse mit Salz und Pfeffer abschmecken, die Petersilie untermischen und mit den Pinienkernen bestreuen. Mit dem Lachs anrichten.

Pro Person:
ca. 450 Kilokalorien, 36 g Eiweiß, 29 g Fett, 12 g Kohlenhydrate, 11 g Ballaststoffe

Abendessen

Gegrillter Schafskäse mit Oliven und Kirschtomaten

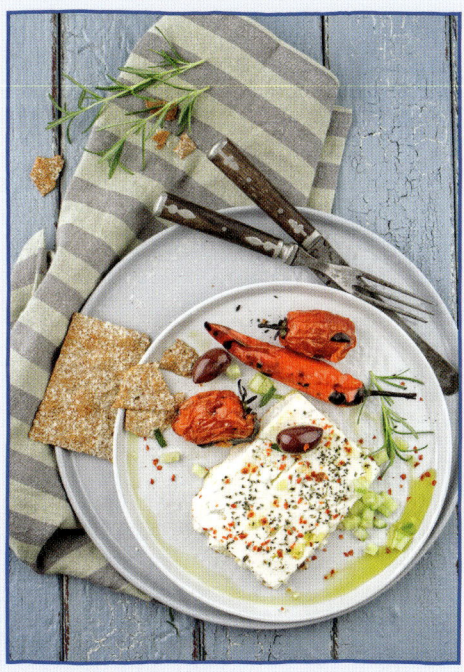

ZUBEREITUNG

1. Den Backofengrill vorheizen. Den Schafskäse in zwei Stücke schneiden und in eine flache Auflaufform legen.
2. Die Tomaten waschen und halbieren. Die Zwiebel schälen und in dünne Scheiben schneiden. Die Peperoni waschen und ganz lassen. Die Tomaten, die Oliven und die Peperoni um den Käse verteilen. Mit Salz, Pfeffer und Majoran würzen. Die Zwiebeln auf den Käse legen und mit dem Öl beträufeln.
3. Den Schafskäse im Backofen auf der oberen Schiene etwa 5 Minuten grillen. Die Nüsse in einer beschichteten Pfanne kurz rösten und über den Käse streuen.

Pro Person:
ca. 350 Kilokalorien, 14 g Eiweiß, 29 g Fett, 8 g Kohlenhydrate, 5 g Ballaststoffe

---

ZUTATEN FÜR 2 PERSONEN

- 130 g Schafskäse
- 300 g Kirschtomaten
- 1 rote Zwiebel
- 4 grüne, milde Peperoni
- 20 g schwarze Oliven
- 40 g grüne Oliven

- Salz
- Pfeffer
- ½ TL getrockneter Majoran
- 1 TL Leinöl
- 1 TL gehackte Walnüsse (10 g)
- 1 TL gehackte Haselnüsse (10 g)

10. Tag

Frühstück

Fruchtige Quarkspeise mit Kernen und Hanfsamen

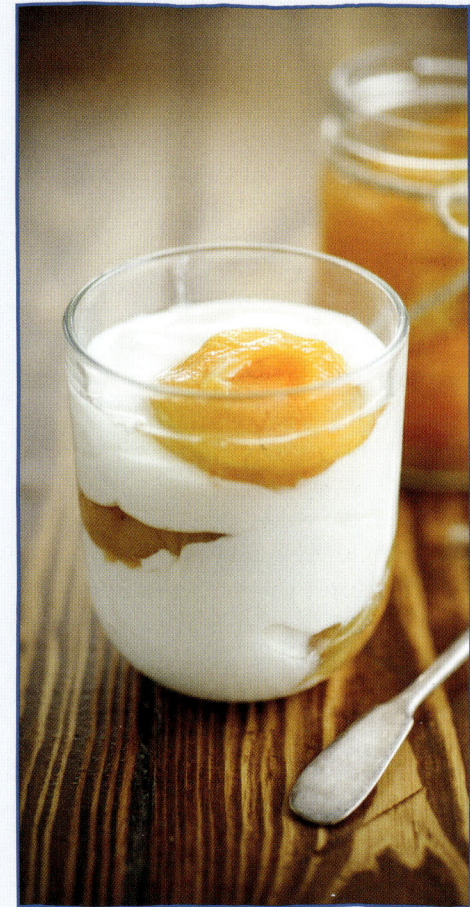

ZUBEREITUNG

1. Die Pinienkerne in einer beschichteten Pfanne ohne Fett golbraun rösten. Abkühlen lassen.
2. Quark, Milch, Vanillepulver und Zitronenmelisse verrühren. Die Aprikosen waschen, halbieren, entkernen und in Streifen schneiden. Unter den Quark heben und auf zwei Schälchen verteilen.
3. Mit den Pinienkernen und den Hanfsamen bestreuen.

ZUTATEN FÜR 2 PERSONEN

- 1 EL Pinienkerne (20 g)
- 400 g Speisequark (20 % Fett i. Tr.)
- 4 EL Milch
- 1 TL Vanillepulver
- 2 EL gehackte Zitronenmelisse
- 300 g Aprikosen
- 1 EL Hanfsamen (20 g)

Pro Person:
ca. 390 Kilokalorien, 31 g Eiweiß, 19 g Fett, 20 g Kohlenhydrate, 6 g Ballaststoffe

Mittagessen

Schwarzwurzel-Möhren-Suppe mit Chorizo

ZUBEREITUNG

1. Die Möhren waschen, putzen und in Scheiben schneiden. Die Kartoffel schälen, waschen und in Stücke schneiden. Die Schwarzwurzeln gründlich waschen, schälen, klein schneiden und sofort in Zitronenwasser legen, damit sie sich nicht verfärben.

2. Die Zwiebel schälen, fein würfeln und im heißen Öl andünsten. Die Schwarzwurzeln aus dem Wasser nehmen, gut trocken tupfen und andünsten. Mit Salz und Pfeffer würzen. Mit der Brühe ablöschen und etwa 10 Minuten köcheln lassen.

3. Die Möhren und die Kartoffel in die Brühe geben und weitere etwa 15 Minuten garen. Die Chorzio in Würfel schneiden und in einer beschichteten Pfanne ohne Fett knusprig braten. Herausnehmen und auf Küchenpapier abtropfen lassen. Die Haselnüsse in einer beschichteten Pfanne goldbraun rösten.

4. Das Gemüse in der Brühe mit dem Stabmixer fein pürieren. Abschmecken. Mit der Chorizo und den Haselnüssen anrichten.

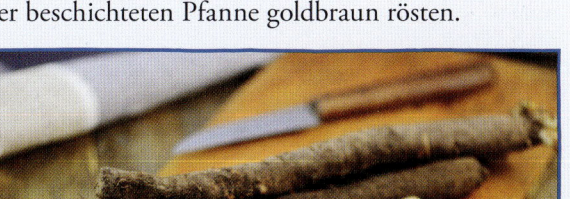
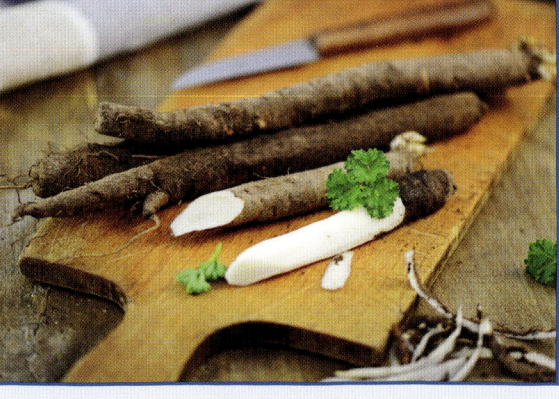

Pro Person:
ca. 460 Kilokalorien,
12 g Eiweiß, 34 g Fett,
27 g Kohlenhydrate,
29 g Ballaststoffe

Abendessen

Artischocken-Fenchel-Salat mit Chiasamen

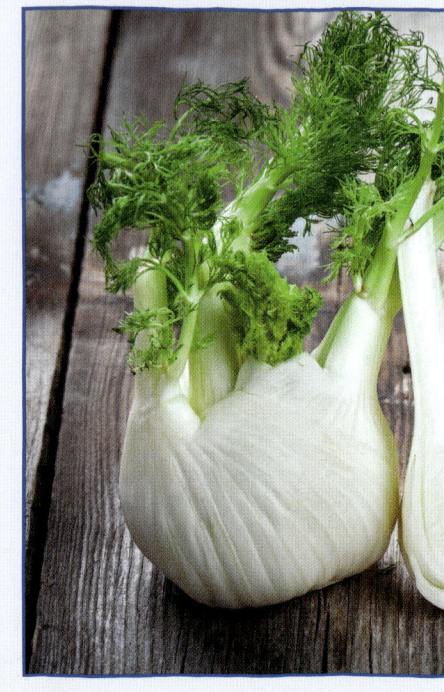

ZUBEREITUNG

1. Die Artischocken abtropfen lassen und in Stücke schneiden. Die Fenchelknolle putzen, waschen und in feine Streifen hobeln. Die Möhren schälen und in feine Scheiben schneiden. Den Schinken in Streifen schneiden. Den Mozzarella in kleine Würfel schneiden. Alle Zutaten mischen. Die Kapern untermischen.

2. Aceto balsamico, Brühe, Salz, Pfeffer, Senf, Öl und Petersilie verrühren. Über den Salat geben. Abschmecken. Mit den Kürbiskernen und den Chiasamen bestreuen.

Pro Person:

ca. 340 Kilokalorien, 27 g Eiweiß, 19 g Fett, 13 g Kohlenhydrate, 20 g Ballaststoffe

ZUTATEN FÜR 2 PERSONEN

- 1 Dose Artischockenherzen (240 g Abtropfgewicht)
- 1 Fenchelknolle
- 200 g Möhren
- 125 g gekochter Schinken
- 50 g Mozzarella
- 1 EL Kapern
- 1 EL Aceto balsamico

- 2–3 EL Gemüsebrühe
- Salz
- Pfeffer
- ½ TL Senf
- 1 EL Leinöl
- 1 EL gehackte Petersilie
- 1 TL Kürbiskerne (10 g)
- 1 EL Chiasamen (20 g)

11. Tag

Frühstück

Avocado-Brot mit geräucherter Putenbrust

ZUBEREITUNG

1. Die Avocado halbieren, den Kern entfernen und die Hälften schälen. Das Fruchtfleisch in Scheiben schneiden und mit dem Zitronensaft beträufeln. Die Tomate waschen und in Scheiben schneiden. Die Zwiebel schälen und in feine Ringe schneiden. Die Putenbrust in Streifen schneiden.
2. Das Brot mit dem Frischkäse bestreichen. Die Avocado, die Tomate und die Zwiebel darauf verteilen. Mit Cayennepfeffer würzen. Die Putenbrust daraufgeben.

Pro Person:
ca. 390 Kilokalorien, 22 g Eiweiß, 18 g Fett, 36 g Kohlenhydrate, 9 g Ballaststoffe

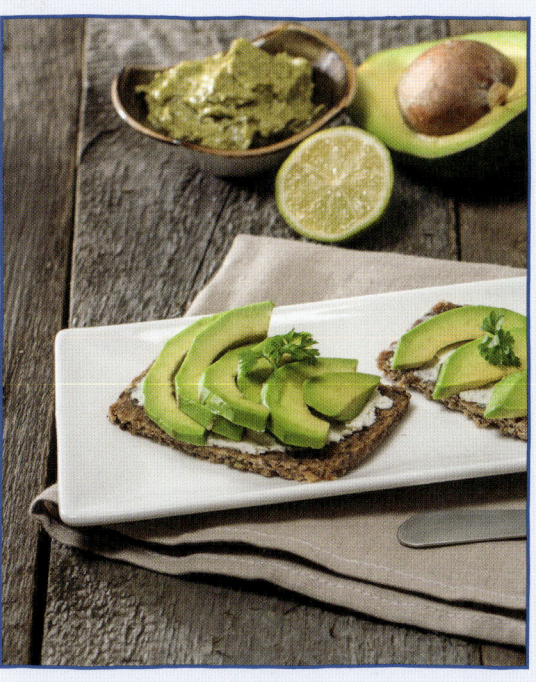

ZUTATEN FÜR 2 PERSONEN

- 1 reife Avocado
- 1 TL Zitronensaft
- 1 Tomate
- 1 kleine rote Zwiebel
- 75 g geräucherte Putenbrust
- 3 Scheiben Dinkelvollkornbrot (à 50 g)
- 40 g körniger Frischkäse
- Cayennepfeffer

Mittagessen

Fischsuppe mit Kokos und Fenchel

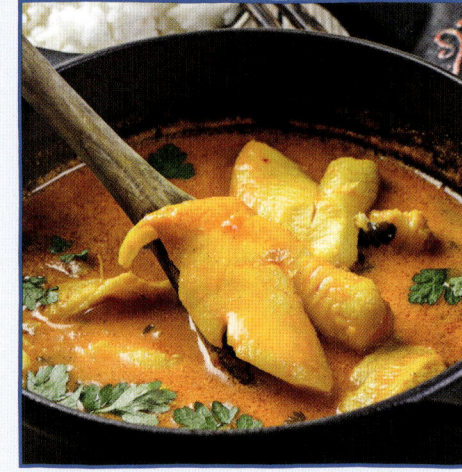

ZUBEREITUNG

1. Die Fischfilets waschen, trocken tupfen und in Stücke schneiden. Mit Salz und Pfeffer würzen.
2. Den Fenchel putzen, waschen, halbieren, den Strunk entfernen und in dünne Scheiben hobeln. Die Zuckerschoten putzen, waschen und halbieren. Die Möhren putzen und in feine Scheiben schneiden. Die Zwiebel und den Knoblauch schälen, fein würfeln und im heißen Öl andünsten. Das Currypulver, den Fenchel und die Möhren dazugeben und andünsten. Mit Salz und Pfeffer würzen. Mit dem Fischfond oder der Brühe ablöschen und zugedeckt 10 Minuten köcheln lassen.
3. Die Zuckerschoten und die Kokosmilch hinzufügen und aufkochen. Den Fisch dazugeben und bei geringer Hitze etwa 5 Minuten gar ziehen lassen. Mit Salz, Pfeffer und Zitronensaft abschmecken.

Pro Person:
ca. 440 Kilokalorien, 33 g Eiweiß, 28 g Fett, 14 g Kohlenhydrate, 7 g Ballaststoffe

---

ZUTATEN FÜR 2 PERSONEN

- 150 g Lachsfilet
- 150 g Kabeljaufilet
- Salz
- Pfeffer
- 1 Fenchelknolle
- 100 g Zuckerschoten
- 150 g Möhren

- 1 Zwiebel
- 1 Knoblauchzehe
- 1 EL Rapsöl
- 1 TL Paprikamark aus der Tube
- ½ ℓ Fischfond oder Gemüsebrühe
- 100 ml Kokosmilch
- Zitronensaft

Abendessen

Chicorée-salat mit Forellenfilet

ZUBEREITUNG

1. Den Chicorée putzen, halbieren, den Strunk entfernen und klein schneiden. Den Apfel gründlich waschen, vierteln, entkernen und würfeln. Das Forellenfilet in kleine Stücke teilen. Alle Zutaten mischen.
2. Essig, Brühe, Salz, Meerrettich, Öl und Dill verrühren, abschmecken und über den Salat geben. Mit dem roten Pfeffer und den Hanfsamen bestreuen.

Pro Person:

ca. 350 Kilokalorien, 40 g Eiweiß, 14 g Fett, 14 g Kohlenhydrate, 6 g Ballaststoffe

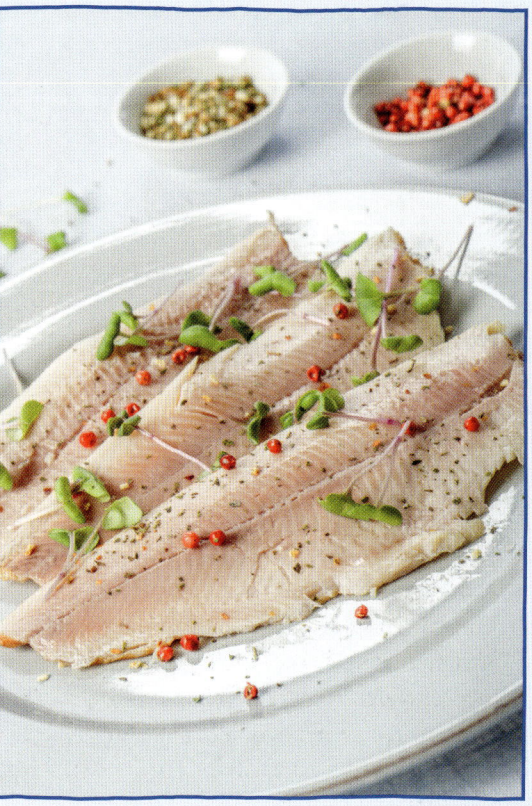

ZUTATEN FÜR 2 PERSONEN

- 2 Stauden Chicorée
- 1 Apfel
- 300 g geräuchertes Forellenfilet
- 2 EL Sherryessig
- 2 EL Gemüsebrühe
- Salz
- 1 TL roter Pfeffer
- 1 TL geriebener Meerrettich (Glas)
- 1 EL Rapsöl
- 1 EL Dill
- 1 EL Hanfsamen (20 g)

12. Tag

Frühstück

Lachs-Frisch-käse-Brot mit Radicchio

ZUTATEN FÜR 2 PERSONEN

- 2 Eier
- 1 TL Pinienkerne (10 g)
- 30 g Radicchio
- 50 g fettreduzierter Frischkäse (natur oder mit Meerrettich)
- 3 Scheiben Dinkelvollkornbrot (à 50 g, zum Beispiel mit Chiasamen)
- 3 Scheiben geräucherter Lachs (à 30 g)
- Salz

ZUBEREITUNG

1. Die Eier hart kochen. Die Pinienkerne in einer beschichteten Pfanne gold-braun rösten. Abkühlen lassen. Den Radicchio putzen, waschen und in Streifen schneiden.
2. Die Pinienkerne grob hacken und unter den Frischkäse mischen. Die Brotschei-ben damit bestreichen. Den Radicchio daraufstreuen. Mit den Lachsscheiben belegen. Die Eier pellen, in Viertel schneiden, mit Salz würzen und auf den Lachs legen oder dazuessen.

Pro Person:
ca. 400 Kilokalorien, 27 g Eiweiß, 18 g Fett, 32 g Kohlenhydrate, 4 g Ballaststoffe

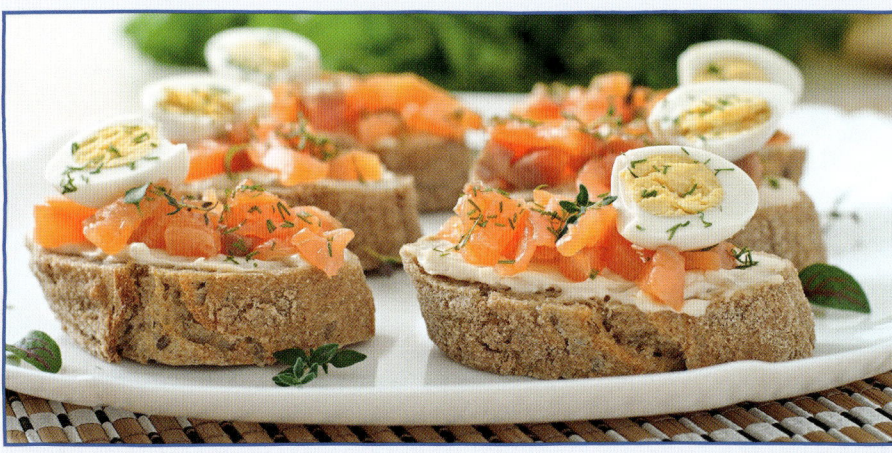

Mittagessen

Meatballs mit Tomaten-Paprika-Ragout

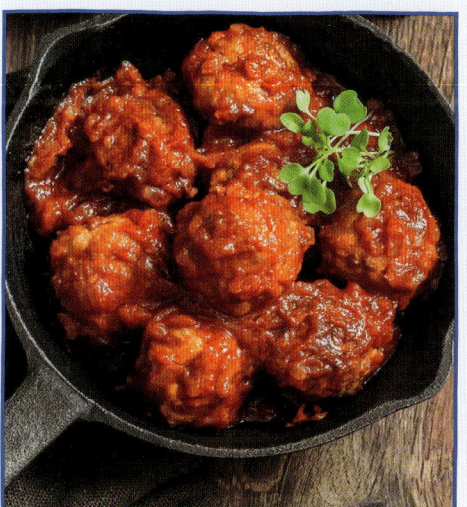

ZUBEREITUNG

1. Die Tomaten häuten und würfeln. Die Paprikaschoten putzen, waschen und in Würfel schneiden.
2. Die Schalotte und die Knoblauchzehe schälen, fein hacken und zum Hackfleisch geben. Haferflocken, Joghurt, Kreuzkümmel, Salz und Pfeffer unterkneten. Abschmecken. Den Schafskäse in vier kleine Stücke schneiden. Aus der Hackmasse vier Bällchen formen und jeweils in die Mitte ein Stück Schafskäse drücken.
3. Das Öl erhitzen und die Hackbällchen darin etwa 3 Minuten kräftig anbraten. Die Paprika dazugeben und andünsten. Die Tomaten, das Lorbeerblatt und den Majoran hinzufügen und etwa 10 Minuten schmoren. Abschmecken. Mit Basilikum bestreuen.

Pro Person:
ca. 450 Kilokalorien, 33 g Eiweiß, 29 g Fett, 14 g Kohlenhydrate, 6 g Ballaststoffe

ZUTATEN FÜR 2 PERSONEN

- 400 g Tomaten
- 2 Paprikaschoten
- 1 Schalotte
- 1 Knoblauchzehe
- 250 g Rinderhackfleisch
- 1 EL Haferflocken (10 g)
- 75 g Vollmilchjoghurt
- ½ TL Kreuzkümmel
- Salz
- Pfeffer
- 30 g Schafskäse
- 1 EL Rapsöl
- 1 Lorbeerblatt
- ½ TL getrockneter Majoran
- 2 EL gehacktes Basilikum

Abendessen

Wildkräutersalat mit Stremellachs

ZUTATEN FÜR 2 PERSONEN

- 100 g Wildkräuter (zum Beispiel Giersch und Löwenzahn)
- 200 g Möhren
- 1 Fenchelknolle
- 1 Chilischote
- 1 EL Zitronensaft
- 1 TL abgeriebene unbehandelte Zitronenschale
- 2–3 EL Gemüsebrühe
- 1 EL Rapsöl
- Salz
- 250 g Stremellachs oder geräucherter Lachs in Scheiben

ZUBEREITUNG

1. Die Wildkräuter waschen und trocken schleudern. Die Möhren putzen und in Würfel schneiden. Die Fenchelknolle putzen, waschen und in hauchdünne Streifen hobeln oder schneiden. Die Chilischote längs halbieren, entkernen, waschen und hacken. Alle vorbereiteten Zutaten mischen.
2. Zitronensaft und -schale, Brühe, Öl und Salz verrühren. Über den Salat geben und vermischen. Den Stremellachs in Stücke schneiden und auf dem Salat anrichten.

Pro Person:
ca. 350 Kilokalorien, 30 g Eiweiß, 21 g Fett, 11 g Kohlenhydrate, 6 g Ballaststoffe

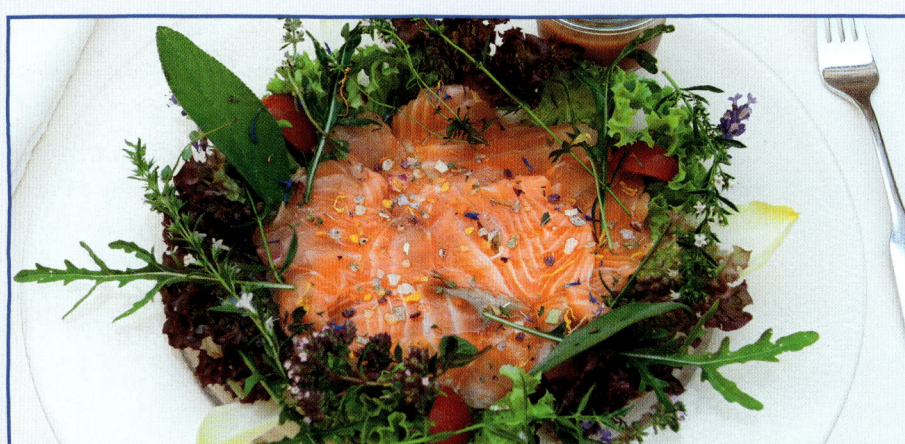

13. Tag

Frühstück

Käse-Radieschen-Salat und Himbeershake

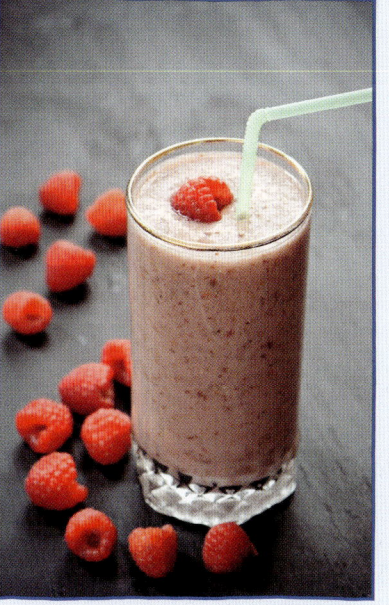

ZUBEREITUNG

1. Den Harzer Käse in Scheiben schneiden. Die Radieschen, die Lauchzwiebeln und die Paprika putzen, waschen und klein schneiden. Mit dem Käse anrichten. Brühe, Limettensaft, Salz, Pfeffer, Schnittlauch und 1 Teelöffel Öl verrühren. Über den Käsesalat geben.

2. Die Himbeeren verlesen, waschen und pürieren. Das Püree durch ein Sieb streichen und mit dem Kefir verrühren. Eventuell mit etwas Mineralwasser auffüllen.

3. Das Brot in Würfel schneiden. Eine beschichtete Pfanne mit dem restlichen Öl auspinseln und das Brot darin rösten. Herausnehmen und über den Salat streuen.

Pro Person:
ca. 400 Kilokalorien, 47 g Eiweiß, 12 g Fett, 23 g Kohlenhydrate, 7 g Ballaststoffe

---

ZUTATEN FÜR 2 PERSONEN

- 250 g Harzer Käse
- 1 Bund Radieschen
- 2 Lauchzwiebeln
- 1 Paprikaschote
- 4 EL Gemüsebrühe
- 1 EL Limettensaft
- Salz
- Pfeffer
- 2 EL Schnittlauch
- 2 TL Leinöl
- 150 g Himbeeren
- ¼ ℓ Kefir
- 1 Scheibe Dinkelbrot

Mittagessen

Gebratener Tofu mit Chiasamen und Wirsinggemüse

ZUTATEN FÜR 2 PERSONEN

- 250 g Tofu
- 1 EL Zitronensaft
- Salz
- Pfeffer
- 2 EL Rapsöl
- 500 g Wirsingkohl
- 150 g Möhren
- 1 Zwiebel
- ⅛ ℓ Brühe
- 1 EL Chiasamen (20 g)
- 1 TL Sesamsamen (10 g)
- 3 EL Sahne
- 1 EL körniger Senf

ZUBEREITUNG

1. Den Tofu in vier Stücke schneiden. Zitronensaft, Salz, Pfeffer und 1 Esslöffel Öl verrühren und über den Tofu gießen.
2. Den Wirsing putzen, waschen und in Streifen schneiden. Die Möhren putzen und in Streifen schneiden. Die Zwiebel schälen, fein würfeln und im restlichen Öl andünsten. Den Wirsing dazugeben und 2 bis 3 Minuten anbraten. Mit der Brühe ablöschen und 10 Minuten garen. Die Möhren hinzufügen und weitere etwa 10 Minuten garen.
3. Den Tofu in einer beschichteten Pfanne etwa 5 Minuten braten. Die Chiasamen und die Sesamsamen goldbraun rösten. Die Sahne und den Senf zum Gemüse geben, mit Salz und Pfeffer abschmecken. Den Tofu mit den Samen darauf anrichten.

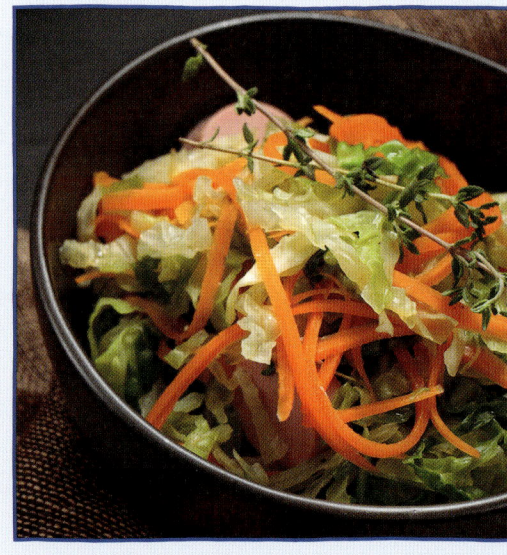

Pro Person:
ca. 450 Kilokalorien, 29 g Eiweiß, 30 g Fett, 16 g Kohlenhydrate, 13 g Ballaststoffe

Abendessen

Hähnchenspieße mit gebratenen Zwiebeln und Löwenzahn

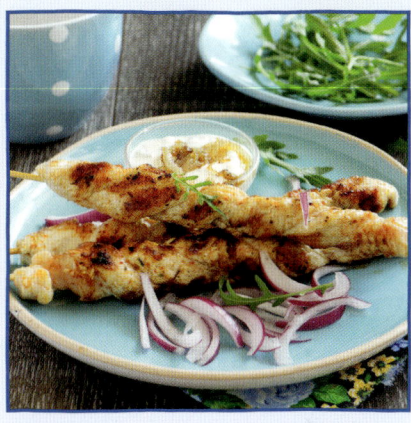

ZUBEREITUNG

1. Das Hähnchenbrustfilet waschen, trocken tupfen und in Würfel schneiden. Den Knoblauch schälen und fein hacken. Knoblauch, Limettenschale und -saft und Thymian, Salz und Chili verrühren. Die Marinade über das Fleisch geben und etwa 15 Minuten marinieren.

2. Die Zwiebeln schälen und in feine Ringe schneiden. Den Löwenzahn waschen und trocken tupfen. Den Joghurt und den zerdrückten Schafskäse verrühren. Den Knoblauch schälen und dazudrücken. Die Gurke schälen, längs halbieren, entkernen und raspeln. Unter den Joghurt rühren. Mit Salz und Pfeffer abschmecken.

3. Das Fleisch nach Wunsch auf zwei Spieße verteilen und im heißen Öl etwa 6 Minuten braten. Die Zwiebeln dazugeben und 4 Minuten mitbraten. Den Löwenzahn darin kurz schwenken. Alles anrichten. Den Leinsamen im Bratfett kurz rösten und über das Fleisch streuen. Den Dip dazureichen.

Pro Person:
ca. 360 Kilokalorien, 44 g Eiweiß, 16 g Fett, 9 g Kohlenhydrate, 3 g Ballaststoffe

ZUTATEN FÜR 2 PERSONEN

- 300 g Hähnchenbrustfilet
- 1 Knoblauchzehe
- abgeriebene Schale und Saft von ½ unbehandelten Limette
- 1 EL gehackter Thymian
- Salz, Pfeffer
- Chiliflocken
- 1 EL Olivenöl
- 2 rote Zwiebeln
- 8 kleine Löwenzahnblätter
- 200 g Vollmilchjoghurt
- 20 g Schafskäse
- 1 Knoblauchzehe
- 100 g Salatgurke
- 1 EL geschroteter Leinsamen (20 g)

14. Tag

Frühstück

Bärlauch-Smoothie mit Gemüsesticks

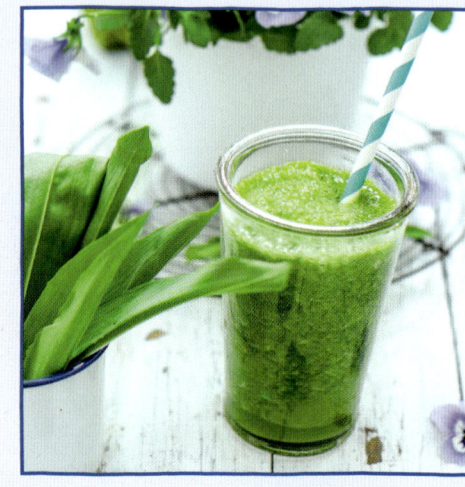

1. Den Kohlrabi und die Möhren putzen und in feine Stifte schneiden. Den Fenchel putzen, waschen und in feine Streifen schneiden. Den Quark und den zerbröckelten Schafskäse verrühren. Den Knoblauch schälen und dazudrücken. Die Petersilie dazugeben und alles verrühren. Mit Salz und Pfeffer abschmecken. Das Gemüse mit dem Quark anrichten.

2. Den Bärlauch waschen, trocken tupfen und fein schneiden. Die Chilischote längs halbieren, entkernen, waschen und fein schneiden. Beides in einen Rührbecher geben. Joghurt, Zitronenschale und -saft dazugeben und pürieren. Mit Salz abschmecken. Auf zwei Gläser verteilen und mit den Hanfsamen bestreuen.

Pro Person:

ca. 390 Kilokalorien, 29 g Eiweiß, 17 g Fett, 27 g Kohlenhydrate, 9 g Ballaststoffe

INFO

GRÜNE SMOOTHIES

Sie eignen sich bei Patienten mit Fettlebererkrankungen besser als Obst-Smoothies, da sie weniger Fruktose enthalten.

ZUTATEN FÜR 2 PERSONEN

- 1 Kohlrabi
- 200 g Möhren
- 1 Fenchelknolle
- 150 g Magerquark
- 30 g Schafskäse
- 1 Knoblauchzehe
- 1 EL gehackte Petersilie
- Salz
- Pfeffer
- 10 Bärlauchblätter
- 1 kleine Chilischote
- 500 g Vollmilchjoghurt
- abgeriebene Schale und Saft von ½ unbehandelten Zitrone
- 1 EL Hanfsamen (20 g)

Mittagessen

Putenbrust mit chiliwürziger Guacamole

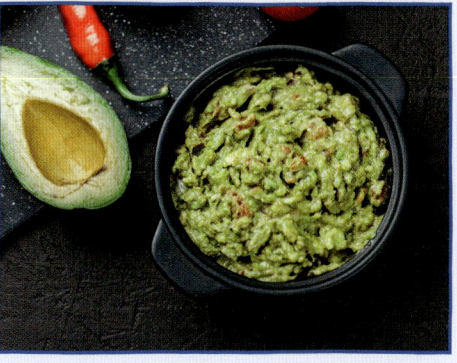

1. Das Putenbrustfilet waschen, trocken tupfen und in zwei gleich große Scheiben schneiden. Tomatenmark, 1 Teelöffel Zitronensaft, Chilipulver und 1 Esslöffel Öl verrühren und das Putenfleisch von beiden Seiten bepinseln. Etwa 15 Minuten durchziehen lassen.

2. Die Avocado halbieren und den Kern entfernen. Die Hälften schälen, würfeln und pürieren. Sofort den restlichen Zitronensaft untermischen, damit sich das Avocadopüree nicht verfärbt. Die Knoblauchzehe schälen und durch eine Presse dazudrücken. Die Chilischote längs aufschlitzen, entkernen und fein hacken. Die Chilischote und den Koriander unter das Püree mischen. Mit Salz abschmecken.

3. Den Rucola verlesen, putzen, waschen und trocken schütteln. Die Tomaten waschen und halbieren. Die Paprikaschote putzen, waschen und in feine Streifen schneiden. Alles mischen. Den Essig, das restliche Öl, Salz und Pfeffer verrühren und über den Salat geben.

4. Das Fleisch mit Salz würzen und in einer beschichteten Pfanne ohne Fett etwa 8 Minuten braten. Mit der Guacamole und dem Salat anrichten.

Pro Person:
ca. 450 Kilokalorien, 41 g Eiweiß, 26 g Fett, 11 g Kohlenhydrate, 9 g Ballaststoffe

ZUTATEN FÜR 2 PERSONEN

- 300 g Putenbrustfilet
- 1 TL Tomatenmark
- 3 TL Zitronensaft
- ½ TL Chilipulver
- 2 EL Rapsöl
- 1 reife Avocado
- 1 Knoblauchzehe
- 1 kleine Chilischote
- 2 EL gehackter Koriander
- Salz
- 125 g Rucola
- 250 g Kirschtomaten
- 1 Paprikaschote
- 1–2 EL Weißweinessig
- Pfeffer

Abendessen

Thunfischsalat mit Radicchio und Paprika

ZUTATEN FÜR 2 PERSONEN

- 2 Paprikaschoten
- 150 g Kirschtomaten
- 2 EL Rapsöl
- Salz
- Pfeffer
- 2 Eier
- 1 Scheibe Dinkelvollkorntoast
- 100 g Radicchio
- 1 Zweig Basilikum
- 1 EL Weißweinessig
- 1–2 EL Gemüsebrühe
- 40 g schwarze Oliven
- 1 Dose Thunfisch naturell (140 g Abtropfgewicht)

ZUBEREITUNG

1. Die Paprikaschoten putzen, waschen, in Streifen schneiden, Tomaten waschen und vierteln. In 1 Esslöffel heißem Öl anbraten. Mit Salz und Pfeffer würzen. Zugedeckt 2 bis 3 Minuten dünsten. Beiseitestellen und abkühlen lassen.

2. Die Eier hart kochen. Das Brot in einem Toaster rösten und würfeln. Den Radicchio putzen, waschen und in Streifen schneiden. Das Basilikum waschen, trocken tupfen und die Blätter abzupfen. Die Eier pellen und vierteln.

3. Das restliche Öl, den Essig, die Brühe, Salz und Pfeffer verrühren. Paprika, Radicchio, Oliven und Basilikum mischen. Den Thunfisch abtropfen lassen, zerpflücken und dazugeben. Die Marinade darübergeben und abschmecken. Mit den Brotwürfeln und den Eiern anrichten.

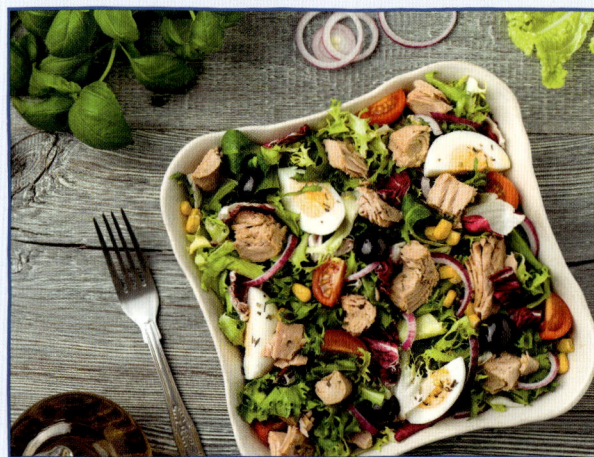

Pro Person:
ca. 350 Kilokalorien, 27 g Eiweiß, 20 g Fett, 15 g Kohlenhydrate, 7 g Ballaststoffe

Hilfreiche Adressen

Deutsche Leberstiftung
Carl-Neuberg-Str. 1
30625 Hannover
www.deutsche-leberstiftung.de

Deutsche Leberhilfe e. V.
Krieler Str. 100
50935 Köln
www.leberhilfe.org

**Deutsche Gesellschaft für Gastroenterologie,
Verdauungs- und Stoffwechselkrankheiten**
Olivaer Platz 7
10707 Berlin
(Auf der Homepage sind die aktuellen Leitlinien zur Diagnostik und Therapie von
nicht-alkoholischen Fettlebererkrankungen zu finden)
www.dgvs.de

Gastro-Liga
Deutsche Gesellschaft zur Bekämpfung der Krankheiten von Magen, Darm und
Leber sowie von Störungen des Stoffwechsels und der Ernährung e. V.
Friedrich-List-Str. 13
35398 Gießen
www.gastro-liga.de

Deutsche Diabetes Gesellschaft (DDG)
Albrechtstraße 9
10117 Berlin
www.deutsche-diabetes-gesellschaft.de

Glossar

A

Adipokine = Fettgewebshormone

AFP = Abkürzung für Alpha-1-Fetoprotein, dient als Tumormarker im Blut und kann bei Leberkrebs erhöht sein

Ammoniak = Körpereigenes Abbauprodukt, das bei Zerlegung von Eiweißbaustoffen anfällt und für den Organismus giftig ist

Aszites = Bauchwassersucht, die infolge schwerer Lebererkrankungen (Leberzirrhose) auftreten kann. Dabei kommt es zu einer Flüssigkeitsansammlung in der Bauchhöhle, die beim Patienten zu Gewichtszunahme und einer Vorwölbung des Bauches führen.

B

Bilirubin = Körpereigenes Abbauprodukt, das beim Abbau des roten Blutfarbstoffes Hämoglobin entsteht. Bilirubin wird von der Leber in eine wasserlösliche Form gebracht und dann mit der Gallenflüssigkeit über den Darm ausgeschieden.

C

Capsaicin = Scharfer Würzstoff, der in Chilischoten und Cayennepfeffer enthalten ist

Cholesterin = Baustein für Hormone und Zellen sowie Vorstufe der Gallensäuren. Cholesterin wird zum Teil über die Nahrung aufgenommen und zum Teil von der Leber selbst produziert.

E

Elastografie = Neuartiges bildgebendes Verfahren zur Beurteilung der Bindegewebsdichte in der Leber, welches zur Diagnose einer Fibrose/Zirrhose angewandt wird

F

Fibrose = Zunahme von Bindegewebe in der Leber

FLI = Fatty Liver Index, Berechnungsformel zur Abschätzung für das Risiko einer Fettleber

Fruktose = Fruchtzucker

G

Glukose = Traubenzucker

Glykogen = Speicherform von Zucker in der Leber

H

HCC = Abkürzung für hepatozelluläres Karzinom, Fachbegriff für Leberkrebs

Hepatitis = Leberentzündung

Hepatozyten = Fachausdruck für Leberzellen

I

Ikterus = Gelbsucht

Insulinresistenz = Stoffwechsellage bei metabolischem Syndrom, die zu Diabetes Typ 2 führen kann. Bei einem hohen Blutzuckerspiegel wird vermehrt Insulin in der Bauchspeicheldrüse gebildet und ausgeschüttet, um den Zuckerüberschuss im Blut durch die Aufnahme von Zucker in die Leber- und Muskelzellen zu senken. Kommt es nun dauerhaft zu einem Zuckerüberschuss im Blut, so steigert die Bauchspeicheldrüse fortwährend die Insulinproduktion. Die Leber- und Muskelzellen stumpfen bei einer solchen Überproduktion von Insulin jedoch mit der Zeit ab und reagieren nicht mehr – sie werden also resistent gegen das Insulinsignal und nehmen weniger Zucker in die Zelle auf.

L

Leberwerte = Werte, die anhand einer Blutuntersuchung im Labor gemessen werden und Auskunft über Schädigungen der Leberzellen geben können

Leberzirrhose = Narbige Schrumpfung und Verhärtung der Leber, die infolge chronischer Entzündung der Leber durch Vermehrung von Bindegewebe entsteht. Die Leberzirrhose kann Folge einer chronischen Hepatitis B oder Hepatitis C, einer Autoimmunhepatitis oder einer Fettleberhepatitis sein und geht immer auch mit einem Verlust der Leberfunktionen einher.

Leptin = Hormon, das unser Sättigungsgefühl reguliert

M

Metabolisches Syndrom = Kombination aus verschiedenen Erkrankungen, die als wichtigster Risikofaktor für die Entstehung von Herz-Kreislauf-Erkrankungen angesehen wird: Übergewicht (Adipositas), Bluthochdruck (Hypertonus), Fettstoffwechselstörung, erhöhter Blutzuckerspiegel durch zu geringe Insulinwirkung (Insulinresistenz).

N

NAFLD = Non-alcoholic fatty liver disease; englischer Fachausdruck für die nicht durch Alkohol bedingte Fettlebererkrankung

NASH = Non-alcoholic steatohepatitis; englischer Fachausdruck für die nicht durch Alkohol bedingte Fettleberentzündung

O

Omega-3-Fettsäuren = Mehrfach ungesättigte Fettsäuren, die vor allem in Seefisch, Leinöl oder Walnüssen zu finden sind

P

Pfortader = Große Vene, die nährstoffreiches Blut aus dem Darm zur Leber transportiert und in der Leberpforte in die Leber eintritt

Probiotika = Lebende Mikroorganismen, die den Aufbau einer gesunden Darmflora unterstützen

Protein = Eiweißverbindung

Q

Quick-Wert = Labortest, der Störungen von bestimmten Gerinnungsfaktoren im Blut erfasst und Auskunft über den Funktionszustand der Blutgerinnung beim Patienten geben kann

S

Sonografie = Ultraschalluntersuchung

Steatosis hepatis = Fachbegriff für Fettleber

Stoffwechsel = Alle biochemischen Vorgänge im Körper, die durch Aufbau, Umbau und Abbau von Nährstoffen zur Energiegewinnung und Bereitstellung lebenswichtiger Substanzen beitragen

V

VLDL = Very Low Density Lipoprotein; Transporter für Fette

Register

Adipokine 47, 152
Adipositas 42, 44, 50, 104, 154
AFP (Alpha-1-Fetoprotein) 60f., 152
alkalische Phosphatase 60f.
Alkohol 8, 14, 22f., 26f., 32, 35, 38ff., 44, 54f., 60f., 63, 65, 68, 72f., 75, 80, 85, 88ff., 92, 96f., 154
Ammoniak 22f., 59ff., 152
Anamnese 63
AFRI (Acoustic Radiation Force Imaging) 63
Arteriosklerose 36, 46, 48, 93, 97
Artischocke 75, 78, 80, 83, 91, 97f., 111, 130f., 138
Aszites 21, 35, 59, 152
Autoimmunkrankheiten 27, 154

bariatrische Operation 79
Bauchfett 39f., 47ff., 72
Bauchspeicheldrüse 15, 25, 43, 45f., 48, 130, 153
Bilirubin 22f., 58, 60f., 152
Bitterstoffe 75, 78, 80, 91, 98, 103, 117, 130
Bluthochdruck 30, 46, 55, 65, 75, 93, 154
Blutzuckerspiegel 20, 33, 41, 43, 45f., 63, 66, 69, 109, 153f.
Body-Mass-Index 48f., 66

Capsaicin 91, 100f., 152
Cholesterin 20f., 84, 98, 152
Chronic Fatigue Syndrome 59

Darmflora 33, 104f., 155
Darm-Leber-Achse 104
Diabetes 8f., 11, 27, 30, 35ff., 44, 46, 48f., 52f., 63, 65, 69, 72, 75f., 79, 87f., 90, 93, 99, 104, 109, 151, 153
Diagnostik 30, 62f., 66f., 69, 92, 151
Dünndarm 15f., 24, 60, 79

Eiweiß 14, 19ff., 23, 35, 41, 44, 59, 68, 72, 77, 96, 108, 121, 127, 152, 155
Elastizitätsmessung 63, 92
Energiehaushalt 14, 20
Entgiftung 14, 19, 22f., 25f., 35, 54, 58, 60, 88, 98, 102f., 117

Fast Food 17, 68, 73, 81
Fatty Liver Index 48, 63, 66, 153
Fette 14, 17, 19, 21, 25, 38–42, 44, 47, 63, 72, 74, 80, 84, 130, 155
Fettgewebe 38ff., 44, 47, 49f., 152
Fettleber 8–11, 18, 27, 29–38, 40, 44, 46–55, 58, 61ff., 65ff., 69, 71–76, 79, 82, 84–93, 97–100f., 104f., 107f., 130, 148, 151, 153ff.
Fettlebercheck 67ff.
Fettverteilungsmuster 49
FibroScan 63
Fibrose 33, 35, 63–66, 72, 74f., 79, 90ff., 100, 152f.
Fruktose 41, 50–53, 68, 72, 74, 77, 82f., 88, 148, 153

Gallenblase 14ff., 24
Gallensäuren 16, 20f., 23f., 152
Gänseleber 53, 64
Gelbwurz 101
Genetik 32f., 55, 92, 104
GGT (Gamma-Glutamyl-Transferase) 60f., 66, 69, 90
Glukose 20, 25, 36, 41, 43f., 47, 50f., 53, 82, 86, 88, 98, 153
GOT (Glutamat-Oxalace-tat-Transaminase) 60f., 66, 69, 99
GPT (Glutamat-Pyruvat-Transaminase) 60f., 66, 69, 73, 99

Hafer 81, 109, 118, 143
Hautsymptome 59
Herzinfarkt 8, 30, 36f., 44, 48f., 58, 97
hepatitische Enzephalopa-thie 23, 35
Hepatitis 17, 26f., 33, 35, 40, 61, 75, 86, 92, 105, 153f.
HFCS (High-Fructose Corn Syrup) 51f.
Hormonhaushalt 14, 19, 21, 36, 59, 104

Ikterus 23, 35, 58, 153
Impfungen 27, 75
Insulin 20, 25, 39f., 43–46, 48, 76f., 88, 104, 109, 153f.
Insulinresistenz 39f., 42–46, 48, 79, 86, 101, 153f.

Kaffeekonsum 16, 74f., 80, 88, 90
Knollenblätterpilz 27, 96
Kohlenhydrate 14, 19, 32, 38–41, 43, 53, 72ff., 77ff., 86, 108f., 121
Konzentrationsstörungen 32, 58f., 67
Kurkuma 91, 101

Laborwerte 60f., 66, 99
Leberbiopsie 63f.
Leberentzündung 17, 26, 33ff., 65, 72, 79, 90, 92, 104, 153f.
lebergesunde Vitalkost 11, 72, 74, 76–81, 107–150
Lebergifte 27, 54, 88
Leberkapsel 15, 32, 58
Leberkoma 17, 23, 35
Leberkrebs 8f., 11, 33ff., 60f., 79, 90f., 93, 152f.
Leberkrise 64
Lebertransplantation 17ff., 34f., 102
Leberversagen 17, 26f., 96
Leberwerte 32, 60f., 66f., 69, 73, 90, 92, 105, 154
Leberwickel 91, 102f.
Leberzirrhose 9, 11, 17f., 26f., 33ff., 53, 58, 61, 65, 72, 79, 90f., 152, 154
Leptin 47, 50, 154
Löwenzahn 78, 80, 115ff., 122, 126, 130, 132f., 144, 147

Mariendistel 75, 91, 96f.
Medikamente 14, 16, 22f., 26, 35, 40, 60f., 63, 65, 75, 91ff., 96
metabolisches Syndrom 36, 44, 46, 154
Mikrobiom 104
Müdigkeit 8, 21, 23, 32, 57ff., 67
Multiple-Hit-Hypothese 33

NAFLD (non-alcoholic fatty liver disease) 32–37, 44, 46, 65, 75, 85f., 88f., 93, 99, 104, 154
NAFLD Fibrosis Score 66
NASH (non-alcoholic steatohepatitis) 33–36, 61, 65, 74, 79, 84, 86, 90, 99, 105, 154

Obeticholsäure 65
Ödeme 59
Omega-3-Fettsäuren 42, 65, 74, 77, 81, 84, 127, 154
oxidativer Stress 96

Paracetamol 26
Pflanzenstoffe 75, 82, 91, 95
Pfortader 15f., 20, 25f., 48, 54, 155
Probiotika 105, 155
Proteine 20f., 41, 44, 60f., 104, 152, 155

Quick-Wert 60, 155

Rauchen 46, 55, 72, 75, 91
Regeneration 18f., 26, 72, 75, 78, 89, 91f., 96ff., 102
Rezepte 109–150

Sättigungshormone 51, 74
Schmerz 15f., 26, 32, 57ff., 64, 92, 100
Silymarin 96f.
Softdrinks 32, 51ff., 68, 72, 74, 80, 82, 88
Sport 68f., 72, 85ff.
Stoffwechsel 8f., 11, 13f., 16, 18ff., 22–27, 29f., 32, 35–40, 44–47, 50, 54f., 58, 60, 65, 67, 69, 72, 74, 76f., 82, 85, 88, 98f., 101f., 105, 107, 151, 153ff.

Taillenumfang 46, 48f., 63, 66ff.
Therapie 35, 46, 65, 71, 75, 79, 91, 93, 95, 102, 105, 109, 151
traditionelle chinesische Medizin 58f., 101
TOFI 48

Ultraschall 32, 35, 62ff., 92, 155
Ursodesoxycholsäure 65

Virushepatitis 61
Vitamin D 20f., 23, 65, 84
Vitamin E 20f., 23, 77, 84, 99

Impressum

Hinweise

Die Verwertung der Texte und Bilder, auch auszugsweise, ist ohne Zustimmung des Verlags urheberrechtswidrig und strafbar. Dies gilt auch für Vervielfältigungen, Übersetzungen, Mikroverfilmung und für die Verarbeitung mit elektronischen Systemen.

Das vorliegende Buch wurde sorgfältig erarbeitet. Dennoch erfolgen alle Angaben ohne Gewähr. Weder die Autoren noch der Verlag können für eventuelle Nachteile oder Schäden, die aus den im Buch gegebenen praktischen Hinweisen resultieren, eine Haftung übernehmen. Dies gilt insbesondere für angegebene Dosierungen und Wirkstoffe. Der Verlag weist ausdrücklich darauf hin, dass bei Links im Buch zum Zeitpunkt der Linksetzung keine illegalen Inhalte auf den verlinkten Seiten erkennbar waren. Auf die aktuelle und zukünftige Gestaltung, die Inhalte oder die Urheberschaft der verlinkten Seiten hat der Verlag keinerlei Einfluss. Deshalb distanziert sich der Verlag hiermit ausdrücklich von allen Inhalten der verlinkten Seiten, die nach der Linksetzung verändert wurden, und übernimmt für diese keine Haftung.

Bildnachweis

Fotos: *fotolia*: 5, 28/29 (photophonie), 6, 70/71 (detailblick-foto), 7, 94/95 (Sergey Nivens), 37 (Alexander Raths), 53 (Christian Musat), 59 (F.Schmidt), 67 (sharaku1216), 73 (fabioberti.it), 74 (bit24), 82 (photka), 89 (vladstar), 91 (pitrs), 101 (dasuwan), 105 (Marek), 113 (Brebca), 131 (Maksim Shebeko), 137 (Printemps), 140 (HLPhoto), 141 (Fischer Food Design), 144 (Esther Hildebrandt), 148 (Doris Heinrichs); *istock*: 4, 12/13 (marvinh), 7, 106/107 (Alexandra Iakovleva), 42 (dulezidar) und (Pgiam), 96 (Dave White), 108 (Nadianb), 110 (molka), 111 (marylooo), 114 (margouillatphotos), 117 (Carlos Gawronski), 120 (Poppy Barach), 121 (MmeEmil), 123 (Elena_Danileiko), 124 (Tatiana Volgutova), 128 (vicuschka), 129 (Salima Senyavskaya), 132 (Liv Friis-Larsen), 133 (Elina Manninen), 136 (peredniankina), 138 (wmaster890), 139 (Roxiller), 142 (OksanaKiian), 145 (magnez2), 146 (Solnuha), 147 (Lesyy); *Leberzentrum München*: 62; *mauritius images*: 5, 56/57 (Onoky); *shutterstock*: 41 (Sea Wave), 52 (Yulia Davidovich), 75 (Dima Sobko), 97 (Dani Vincek), 99 (Lusie Lia), 100 (Elena Schweitzer), 103 (Daniiel), 112 (Tomas Florian), 115 (Martin Gaal), 116 (ksenee), 118 (Svitlana Pimenov), 119 (Brent Hofacker), 122 (gresei), 125 (Anna Hoychuk), 126 (siamionau pavel), 127 (Meg Wallace Photography), 130 (Allyso), 134 (Westend61 Premium), 135 (hlphoto), 142 (Timolina), 149 (Slawomir Fajer), 150 (gkrphoto); *thinkstock*: 38 (Tatiana Volgutova), 41 (letterberry);

Illustrationen: Bettina Kammerer, München, Seite 31 unter Verwendung von Motiven von mauritius images/Science Source/Biophoto Associates und Getty Images/Michael Abbey

Sollte diese Publikation Links auf Webseiten Dritter enthalten, so übernehmen wir für deren Inhalte keine Haftung, da wir uns diese nicht zu eigen machen, sondern lediglich auf deren Stand zum Zeitpunkt der Erstveröffentlichung verweisen.

Die Originalausgabe erschien 2016 beim Südwest Verlag.

Taschenbucherstausgabe 09/2019

© Südwest Verlag 2016

Der Wilhelm Heyne Verlag, München, ist ein Verlag der Verlagsgruppe Random House GmbH, Neumarkter Straße 28, 81673 München Redaktion: Regina Rautenberg Umschlaggestaltung: *zeichenpool, München unter Verwendung eines Motivs von Shutterstock/Rin Ohara, Le Chernina Layout, Gestaltung und Satz, DTP: Christoph Dirkes, mediathletic bild + design, Neuenkirchen, www.mediathletic.com Druck: Alcione, Lavis Printed in Italy ISBN: 978-3-453-60508-4

Verlagsgruppe Random House FSC® N001967   www.heyne.de

MIX
Papier aus verantwortungsvollen Quellen
FSC
www.fsc.org
FSC® C021956